Hofele/Burkard

Richtig einkaufen bei Diabetes

Die Autorinnen

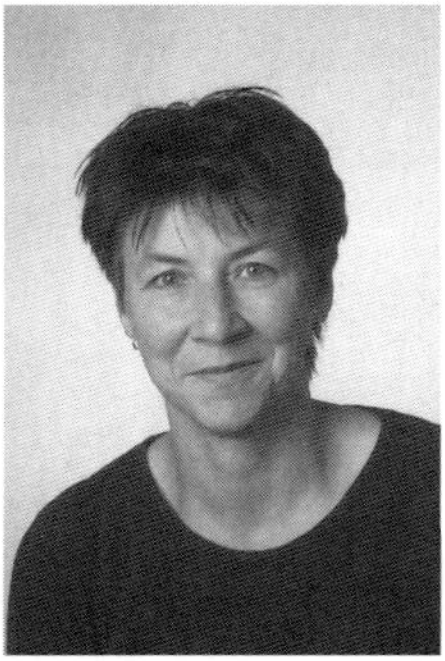

Karin Hofele ist Diplom-Oecotrophologin mit Studium an der Technischen Universität München. Nach mehrjähriger Beratungstätigkeit in ihrem Fachgebiet Ernährung arbeitet sie heute als freie Journalistin und Buchautorin mit den Themen Ernährung und Gesundheit.

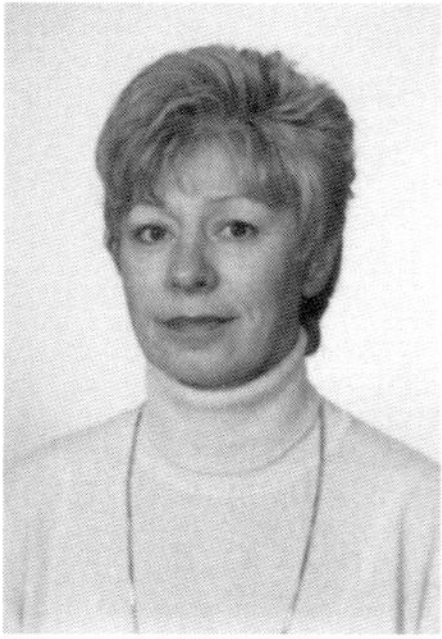

Dr. Marion Burkard ist seit über 15 Jahren im Bereich Diabetes tätig. Sie führt Schulungen für Betroffene und Fachkräfte durch und betreut wissenschaftliche Studien. An der Universität Gießen lehrt die Diplom-Oecotrophologin in den Bereichen Pathophysiologie und Ernährungsberatung und veröffentlichte zahlreiche Publikationen.

Dipl. oec. troph. Karin Hofele
Dr. Marion Burkard

Richtig einkaufen bei Diabetes

TRIAS

Bibliografische Information der Deutschen Bibliothek
Die Deutsche Bibliothek verzeichnet diese Publikation in der Deutschen Nationalbibliografie; detaillierte bibliografische Daten sind im Internet über http://dnb.ddb.de abrufbar

Die Ratschläge und Empfehlungen dieses Buches wurden von Autor und Verlag nach bestem Wissen und Gewissen erarbeitet und sorgfältig geprüft. Dennoch kann eine Garantie nicht übernommen werden. Eine Haftung des Autors, des Verlages oder seiner Beauftragten für Personen-, Sach- oder Vermögensschäden ist ausgeschlossen.

Programmplanung: Uta Spieldiener
Redaktion: Karolin Kalmbach
Umschlaggestaltung: CYCLUS · Visuelle Kommunikation, Stuttgart
Umschlagfoto: Mauritius
Satz: Fotosatz H. Buck, Kumhausen
Druck und Verarbeitung: Druckhaus Beltz, Hemsbach

ISBN 3-8304-3135-X 1 2 3 4 5

Inhalt

Liebe Leserin, lieber Leser,

bei Diabetes mellitus denken die meisten Menschen an eine strenge Diät und viele Verbote. Zum Glück ist die Diabetesdiät als solche überholt. Die Ernährung eines Diabetikers sollte sich nicht wesentlich von der eines gesunden Menschen unterscheiden. Vorausgesetzt, es handelt sich um eine ausgewogene und gesunde Ernährung.

Doch was ist ausgewogen und gesund für einen Diabetiker? Und welche Lebensmittel und Produkte sind geeignet? Mit diesem Buch wollen wir eine kleine Hilfestellung für den Alltag geben. Sie erhalten Tipps für den Einkauf, für die Zubereitung und das Essen außer Haus.

Auch wer sich überwiegend außer Haus oder mit Fertigprodukten verpflegt, muss seine Ernährungsgewohnheiten nicht völlig umkrempeln. Der Lebensmittelhandel bietet viele Produkte an, die auch für Diabetiker geeignet sind, und auch im Restaurant können Sie sich gut und schmackhaft verpflegen. Nehmen Sie sich jedoch Zeit für den Einkauf und für eine bewusste Lebensmittelauswahl. Vielleicht entdecken Sie neue und interessante Produkte und bemerken, dass nicht nur das Essen, sondern auch die Zubereitung Spaß machen kann.

Diagnose: Diabetes mellitus

Ein erhöhter Blutzuckerspiegel verursacht keine Schmerzen und zunächst keinerlei Beschwerden. Die Diagnose „Diabetes" kommt für viele Betroffene deshalb oft überraschend. Weltweit leiden inzwischen fast 200 Millionen Menschen an Diabetes. Schätzungsweise 6,7 Millionen Deutsche sind davon betroffen. Wohlstand ist der Wegbereiter dieser Erkrankung.

Mit „honigsüßes Hindurchfließen" könnte man Diabetes mellitus übersetzen. Was hindurchfließt bzw. ausgeschieden wird ist allerdings nicht Honig, sondern Zucker. Deshalb wird Diabetes umgangssprachlich auch „Zuckerkrankheit" genannt. Die Zuckerausscheidung im Urin kommt zustande, weil der Zucker im Körper nicht richtig verwertet wird. Die Ursache dafür ist eine Stoffwechselstörung. Diabetes mellitus ist der Oberbegriff für verschiedene Stoffwechselstörungen, die jedoch eines gemeinsam haben: Der Blutzuckerspiegel ist dauerhaft erhöht.

Der Blutzuckerspiegel

Zucker ist ein lebenswichtiger Energielieferant. Vor allem Nerven und Gehirn sind auf Zucker angewiesen. Der Blutzuckerspiegel gibt Auskunft darüber, wie hoch die Konzentration von Zucker im Blut ist. Eine bestimmte Menge muss immer vorhanden sein, damit schnell Energie zur Verfügung steht. Viele Nahrungsmittel und Getränke liefern Zucker, auch wenn sie nicht süß schmecken. Je nach Zuckerart steigt der Blutzucker schnell oder langsam an. Traubenzucker lässt ihn schnell ansteigen, Stärke, die im Körper auch zu Zucker umgewandelt wird, dagegen langsam. Bei Krankheit oder Stress kann der Blutzucker schnell in die Höhe gehen, bei

Sport oder körperlicher Arbeit fällt er, weil Energie verbraucht wird. Schwankungen sind deshalb ganz normal. Bestimmte Werte sollten jedoch nicht unter- oder überschritten werden. Der Wert wird angegeben in Milligramm Blutzucker pro Deziliter (100 Milliliter) Blut, abgekürzt mg/dl oder in Millimol pro Liter, abgekürzt mmol/l.

So hoch darf der Blutzucker sein

	Nicht-diabetiker	Diabetiker (Typ 1 und Typ 2)		
	Normalwerte	Normalbereich	Grenzbereich	Risikobereich
BZ nüchtern in mg/dl	70–90	80–110	≥ 140	> 140
BZ nüchtern in mmol/l	3,9–5,0	4,5–6,2	≥ 7,8	> 7,8
BZ nach Essen in mg/dl	70–135	80–144	≥ 180	> 180
BZ nach Essen in mmol/l	3,9–7,6	4,5–8,1	≥ 10,0	> 10,0

Insulin – das Zuckerhormon

Insulin ist ein Hormon, das in den Betazellen der Bauchspeicheldrüse gebildet wird. Es sorgt hauptsächlich dafür, dass die Körperzellen für die Aufnahme des Zuckers „geöffnet" werden. Dadurch bleibt der Blutzuckerspiegel immer ungefähr gleich hoch. Erst wenn der Zucker in den Zellen ist, kann daraus Energie gewonnen werden. Die Insulinproduktion ist normalerweise optimal geregelt. Gibt es viel Zucker im Blut, wird viel Insulin produziert, fällt der Blutzuckerspiegel, dann sinkt die Produktion.

Unterschiedliche Diabetestypen

Bei einer Diabeteserkrankung ist entweder die Insulinproduktion oder das Zusammenspiel zwischen Insulin und Körperzellen gestört. Abhängig davon, wann eine Diabeteserkrankung auftritt, welches die Ursachen sind und wie die Stoffwechselstörung genau aussieht, wird zwischen verschiedenen Diabetestypen unterschieden.

Typ-1-Diabetes

Dieser Typ wurde früher auch als „jugendlicher Diabetes" bezeichnet, weil er meist in der Kindheit oder Jugend auftritt. Es können aber Menschen jeden Alters daran erkranken. Typ-1-Diabetes ist eine Autoimmunerkrankung. Der Körper greift eigene Zellen an, in diesem Fall die Betazellen der Bauchspeicheldrüse, und zerstört sie durch Antikörper. Die Zellen können dann kein oder fast kein Insulin mehr herstellen. Betroffene müssen schnell mit Insulin behandelt werden. Wie es zu dieser Reaktion des Körpers kommt, ist unklar. Bekannt ist jedoch, dass die Erbanlagen eine Rolle spielen können. Meist ist jedoch ein besonderer Auslöser notwendig, damit die Krankheit ausbricht. Das kann beispielsweise eine Virusinfektion sein.

Typ-2-Diabetes

Fast 90 Prozent der Diabetiker leiden am Typ-2-Diabetes. Umgangssprachlich wird er auch „Altersdiabetes" genannt, denn meist sind ältere Menschen betroffen. Die Hauptursache ist die so genannte Insulinunempfindlichkeit oder Insulinresistenz. Die Betazellen der Bauchspeicheldrüse schütten zwar Insulin aus, die Körperzellen reagieren aber kaum mehr darauf. Dadurch können sie den Zucker aus dem Blut nicht mehr optimal verarbeiten. Übergewicht und Bewegungsmangel verstärken die Insulinresistenz. Wegen der Unempfindlichkeit der Körperzellen muss nun deutlich mehr Insulin zur Verfügung gestellt werden, um den Blutzucker zu regulieren. Den Betazellen wird also ständig Mehrarbeit abverlangt. Dies kann auf Dauer zur Erschöpfung der Zellen führen und soweit gehen, dass Betroffene Insulin spritzen müssen (wie beim Typ-1-Diabetes). Heute sind viele Kinder und Jugendliche übergewichtig, die Diagnose Typ-2-Diabetes wird deshalb in immer jüngeren Jahren gestellt. Wenn zum Diabetes vom Typ 2 noch Übergewicht, hoher Blutdruck, Fettstoffwechselstörungen oder auch Gicht kommen, sprechen Fachleute vom metabolischen Syndrom.

Andere Diabetestypen

Bei diesen Sonderformen liegt meist eine Erkrankung der Bauchschpeicheldrüse zugrunde, häufig ist das eine Entzündung (Pankreatitis). Die Entzündung kann auch durch übermäßigen Alkoholkonsum verursacht sein. Bestimmte Medikamente können der Bauchspeicheldrüse ebenfalls Schaden zufügen.

Schwangerschaftsdiabetes

Ein Diabetes kann erstmalig während einer Schwangerschaft auftreten. Diese besondere Form wird als Gestationsdiabetes bezeichnet. Etwa fünf Prozent der Schwangeren sind davon betroffen. Meist normalisiert sich der Blutzucker nach der Geburt wieder. Etwa jede dritte Frau, die an einem Gestationsdiabetes erkrankt war, muss jedoch damit rechnen, innerhalb der nächsten zehn Jahre an Typ-2-Diabetes zu erkranken. Bei Schwangerschaftsdiabetes kann der im Blut zirkulierende Blutzucker nicht richtig verwertet werden, es liegt eine so genannte Glukosetoleranzstörung vor. Meist folgt vor allem gegen Ende der Schwangerschaft eine Insulinresistenz. Ein zu hoher Blutzuckerspiegel kann Mutter und Kind gefährden und muss daher behandelt werden.

Diabetes erkennen

Diabetes vom Typ 1 wird anhand der Symptome in der Regel schnell festgestellt, denn die Beschwerden sind sehr ausgeprägt. Der Typ 2 entwickelt sich über einen längeren Zeitraum, bleibt oft jahrelang unentdeckt und kommt meist zufällig ans Licht. Die Krankheitszeichen sind weniger deutlich und die Beschwerden entwickeln sich ganz langsam.

Alarmsignale beachten

Damit die Krankheit gut behandelt werden kann, sollte sie schnell entdeckt werden. Typ-2-Diabetes betrifft häufig übergewichtige oder erblich vorbelastete Menschen. Deshalb sollten diese auf die klassischen und leicht feststellbaren Symptome achten. Dazu zählen

- Mundtrockenheit,
- ständiger Durst,
- häufiges Wasserlassen,
- Müdigkeit, Abgeschlagenheit,
- Hautjucken.

Das sollte der Arzt tun

Um den Blutzuckerwert festzustellen, wird der Arzt Blut abnehmen. Meist erfolgt die Untersuchung nüchtern. Liegt der Wert über 126 mg/dl bzw. 7 mmol/l, dann steht die Diagnose Diabetes fest. War der Untersuchte nicht nüchtern, dann sollte der Blutzuckerwert 200 mg/dl oder 11,1 mmol/l nicht überschreiten.

Der Arzt kann außerdem den so genannten HbA_{1c}-Wert bestimmen. Dieser Wert stellt eine Art Langzeitgedächtnis des Blutzuckerspiegels dar und lässt einen Rückschluss über die Höhe des Blutzuckers in den letzten zwei bis drei Monaten zu.

Ein weiterer möglicher Test ist der Zuckerbelastungstest (Glukosetoleranztest). Für diesen Test werden 75 g Traubenzucker in 250–300 ml Wasser aufgelöst und müssen innerhalb von 5 Minuten getrunken werden.

Optimale Werte

Ihr Arzt sollte Sie ausführlich über die Krankheit Diabetes informieren. Dazu gehört auch, dass Sie wissen, welche Werte bei Blutzucker, Blutfetten oder Blutdruck optimal sind. Denn nur wenn Sie gut Bescheid wissen, können Sie selbst zur Erhaltung Ihrer Gesundheit beitragen. Folgende Werte gelten als ideal:

Body-Mass-Index (BMI): 19–25;
HbA_{1c}-Wert: max. 6,5;
Blutdruck unter 130/80 mmHg;

Blutzucker:

- nüchtern bzw. vor dem Essen: 80–120 mg/dl (4,4–6,7 mmol/l),
- 1–2 Stunden nach dem Essen: 130–160 mg/dl (7,2–8,9 mmol/l),
- vor dem Schlafengehen: 110–140 mg/dl (6,1–7,8 mmol/l).

Blutfette, wenn keine Gefäßerkrankungen vorliegen:

- Gesamtcholesterin unter 200 mg/dl (5,0 mmol/l),
- LDL-Cholesterin unter 100 mg/dl (2,5 mmol/l),
- HDL-Cholesterin über 35 mg/dl (0,9 mmol/l),
- Triglyzeride (nüchtern) unter 150 mg/dl (1,7 mmol/l).

Blutfette, wenn bereits Gefäßerkrankungen vorliegen:

- Gesamtcholesterin unter 170 mg/dl (4,4 mmol/l),
- LDL-Cholesterin unter 100 mg/dl (2,5 mmol/l),
- HDL-Cholesterin über 40 mg/dl (1,0 mmol/l),
- Triglyzeride (nüchtern) unter 150 mg/dl (1,7 mmol/l).

Albumine bzw. Mikroalbumine (Eiweißbestandteile, die über die Niere ausgeschieden werden) unter 20 mg/l.

Blutfette

LDL steht für Low Density Lipoproteins, das sind Bestandteile der Blutfette mit niedriger Dichte. Sie bestehen zu fast 50 Prozent aus Cholesterin, lagern sich in den Blutgefäßen ab und können diese schädigen.

HDL steht für High Density Lipoproteins, das sind ebenfalls Bestandteile der Blutfette, aber mit hoher Dichte. Sie können in den Blutgefäßen angelagertes Cholesterin zur Leber zurücktransportieren und damit aus dem Verkehr ziehen. Sie sind gewissermaßen die Schutzfraktion vor Gefäßerkrankungen (Arteriosklerose).

Triglyzeride werden auch als Neutralfette bezeichnet. Hohe Werte im Blut gelten ebenfalls als Risikofaktoren für Arteriosklerose. Bei Diabetikern sind sie häufig erhöht. Sie werden vor allem gebildet, wenn zu viel Zucker oder Alkohol genossen wird, oder mehr gegessen wird als der Körper braucht.

Heute schon an morgen denken

Ist der Blutzucker nicht gut eingestellt, dann kommt es zwar zunächst zu keinerlei Beschwerden oder gar Schmerzen; dennoch werden mit großer Wahrscheinlichkeit Folgeerkrankungen auftreten. Bei einem zu hohen Blutzuckerwert (z.B. über 160 mg/dl) kommt es zu Zuckerablagerungen in den Blutgefäßen.

Blutdruck, Herz und Kreislauf

Erkrankungen der Blutgefäße haben zur Folge, dass das Blut schlechter durch die Gefäße fließt und die Organe nicht mehr optimal mit Sauerstoff versorgt werden. Sind die Herzkranzgefäße betroffen, dann spricht man von der koronaren Herzkrankheit. Eine Folge davon kann ein Herzinfarkt sein.

Ist die Durchblutung der Halsschlagadern, die das Gehirn mit Sauerstoff versorgen, gestört, kann es im schlimmsten Fall zu einem Schlaganfall kommen. Ein optimaler Blutdruck (höchstens 130/80 mmHg) ist genauso wichtig wie ein guter Blutzuckerwert. Denn ein niedriger Blutdruck schont die Gefäße und schützt vor vielen möglichen Folgen der Zuckerkrankheit.

Augenerkrankungen

Schätzungsweise 3000 Menschen erblinden in Deutschland jährlich infolge einer Diabetes. Zahlreiche feinste Blutgefäße (so genannte Kapillaren) durchziehen den Augenhintergrund. Bei einem dauerhaft hohen Blutzucker kommt es zu Ablagerungen in diesen Gefäßen. Blutungen können auftreten und die Netzhaut kann sich ablösen. Diese als Retinopathien bezeichneten Erkrankungen führen in den meisten Fällen zu einer deutlichen Verschlechterung des Sehvermögens bis hin zur Erblindung.

Nierenerkrankungen

Die Nieren filtern und reinigen das Blut und zählen zu den wichtigsten Ausscheidungsorganen. Ist der Blutzucker über längere Zeit erhöht, erleiden die Nieren Schaden und können ihre Filterfunktion nicht mehr optimal wahrnehmen. Stoffe, die eigentlich zurückgehalten werden sollten, wie beispielsweise der Eiweißstoff Albumin, gelangen dann in den Urin. Im schlimmsten Fall können die Nieren ganz versagen, und eine künstliche Blutwäsche (Dialyse) wird erforderlich. Das Entstehen und Fortschreiten einer diabetischen Nierenerkrankung (Nephropatie) wird durch hohe Blutzuckerwerte, Rauchen, hohen Blutdruck und hohen Eiweißverzehr begünstigt.

Nerven und Füße

Nicht nur die kleinen Blutgefäße, auch die feinen Nervenfasern werden durch hohe Blutzuckerwerte geschädigt. Spürbar ist das Ganze als Empfindungsstörung, oft ist auch das Schmerzempfinden beeinträchtigt.

Die Unterscheidung heiß und kalt fällt schwer und es können Verletzungen auftreten, die gar nicht bemerkt werden. Wegen schlechter Durchblutung ist die Wundheilung verzögert. Am häufigsten treten unbemerkte Verletzungen an den Füßen auf. Wenn die Wunden dann nicht heilen und immer neue Infektionen entstehen, kann es im schlimmsten Fall zu einer Amputation kommen.

Was können Sie tun?

Sie können maßgeblich selbst dazu beitragen, dass es nicht zu den genannten Folgen kommt. Nehmen Sie also die Herausforderung an und werden Sie zum Experten Ihrer Erkrankung.

Regelmäßige Kontrolle

Regelmäßige Arztbesuche zur Kontrolle der Werte, vor allem natürlich des Blutzuckers, aber auch des Blutdrucks und der Blutfette sind unverzichtbar. Die ermittelten Werte sollten ausführlich mit dem Arzt besprochen werden. Falls einzelne Werte nicht ideal sind, müssen Sie mit ihm für die nächsten Wochen konkrete, aber angemessene Zielwerte vereinbaren.

Diabetikerschulung

Eine Schulung ist für jeden Diabetiker empfehlenswert. Sie lernen dabei den Umgang mit der Erkrankung im Alltag und werden sehen, dass Sie trotzdem das Leben weiter genießen können. Der tägliche Speiseplan, Blutzuckerkontrolle, Unter-

bzw. Überzuckerung, Fußpflege und – falls erforderlich – auch das Spritzen von Insulin sind Themen der Schulung. Je besser Sie geschult sind, um so weniger Kopfzerbrechen wird Ihnen das Ganze bereiten und um so besser werden Ihre Werte sein. Sie werden bedenkenlos auf Reisen gehen und Ihre Behandlung den neuen Gegebenheiten problemlos anpassen können.

Wer kann mir helfen?

Nehmen Sie professionelle Hilfe in Anspruch und suchen Sie einen Diabetologen (Facharzt für Diabeteserkrankungen) auf. In einer solchen Praxis finden meist auch Diabetikerschulungen sowie Ernährungsberatungen statt. Wertvolle Informationen und Unterstützung erhalten Sie außerdem bei einer Selbsthilfegruppe. Adressen finden Sie am Ende des Buches.

Diabetespass

Jeder Diabetiker sollte den Gesundheitspass der Deutschen Diabetes-Gesellschaft (DDG) besitzen. Darin werden alle wichtigen Daten und Werte über Sie und die Erkrankung erfasst. Sie finden darin auch Hinweise über die unterschiedlichen Untersuchungen, die Ihr Arzt durchführen sollte.

Ernährung und Lebensweise

Wenn Sie am Typ-2-Diabetes erkrankt sind, sollten Sie selbst aktiv werden und alles tun, um auf Medikamente verzichten zu können bzw. die Dosis so gering wie möglich zu halten. Im Vordergrund stehen dabei folgende Aspekte:

- Übergewicht abbauen,
- gesunde und ausgewogene Ernährung,
- Rauchen einstellen,
- Sport treiben,
- Stress abbauen.

Ernährungs-Tipps

Eine strenge Diät mit einigen Verboten stand früher im Mittelpunkt der Diabetesbehandlung. Das hat sich zum Glück gewandelt. Die Ernährung ist zwar immer noch sehr wichtig, aber die strenge Diät wurde abgeschafft. Der Speiseplan des Diabetikers braucht sich von dem seiner Familie oder des Freundeskreises nicht zu unterscheiden. Vorausgesetzt, Familie oder Freunde ernähren sich gesund! Das bedeutet auch, dass keinerlei Notwendigkeit besteht, Diabetikerprodukte zu kaufen. Dennoch gibt es ein paar Dinge, auf die Betroffene achten sollten. Insbesondere wenn Medikamente eingenommen werden oder Insulin gespritzt wird, muss die Ernährungsweise darauf abgestimmt sein.

Das Körpergewicht – der zentrale Faktor

Übergewicht begünstigt den Typ-2-Diabetes. Eine Gewichtsreduktion lohnt sich in jedem Fall. Mit jedem Kilogramm, das schwindet, sinkt nicht nur der Blutzuckerspiegel, auch der Blutdruck und die Blutfettwerte gehen zurück. In den meisten Fällen kann bei erfolgreicher Gewichtsabnahme die Medikamentendosis oder die Insulinmenge reduziert werden. Wird das Gewicht erheblich reduziert, ist es in Einzel-

Der Body-Mass-Index

Das Körpergewicht wird heute anhand des Body-Mass-Index (BMI) beurteilt. Berechnet wird er so: Körpergewicht in Kilogramm geteilt durch die Körpergröße in Metern zum Quadrat. Zum Beispiel $82/1,80^2 = 25,3$. Werte zwischen 18,5 und 25 gelten als normal. Bei einem BMI zwischen 25 und 30 sprechen Mediziner von Übergewicht, bei Werten über 30 von krankhaftem Übergewicht (Adipositas).

fällen sogar möglich, dass kein Insulin mehr benötigt wird bzw. dass Medikamente ganz abgesetzt werden können. Die wichtigste Regel beim Abnehmen lautet: langsam abnehmen. Denn nur so ist der berüchtigte Jo-Jo-Effekt zu verhindern. Wer schnell abnimmt, nimmt meist noch schneller wieder zu. Ein halbes Kilo pro Woche ist ideal.

Fett ist unverzichtbar – aber in Maßen

Fett ist der Nährstoff mit den meisten Kalorien. Ein Gramm schlägt mit neun Kalorien zu Buche. Eiweiß und Kohlenhydrate liefern jeweils nur etwa vier. Untersuchungen haben gezeigt, dass Fett trotz der vielen Kalorien nicht so gut sättigt. Selbst wenn ein Gericht mehr Fett enthielt, haben Versuchspersonen nicht weniger gegessen. Auch wenn der Ruf schlecht ist, Fett ist unverzichtbar. Kleine Fettpölsterchen braucht der Mensch, z.B. zur Wärmedämmung (Dünne frieren schneller) oder zur Abpolsterung der inneren Organe. Fett wird benötigt, damit die fettlöslichen Vitamine A D, E, K aufgenommen werden können, außerdem ist Fett ein wichtiger Geschmacksträger. Aber vor allem wegen des Geschmacks wird es schnell zu viel. Besondere Vorsicht ist bei den so genannten versteckten Fetten geboten, die sich in Fleisch- und Wurstwaren, Milchprodukten, Kuchen, Keksen oder Fertigprodukten verbergen.

Etwa 30 Prozent der täglichen Kalorienaufnahme sollte in Form von Fett erfolgen oder anders ausgedrückt etwa 0,8 bis 1 Gramm pro Kilogramm Körpergewicht. Das entspricht bei einem Gewicht von 80 Kilogramm dann höchstens 80 Gramm Fett. Meist ist es sehr viel mehr, oft über 100 Gramm. Wer an Diabetes erkrankt ist und sparsam mit Fett umgeht, weil er abnehmen möchte, sollte das Fettsparen jedoch nicht übertreiben. Denn wer sehr wenig Fett isst, isst stattdessen oft reichlich Kohlenhydrate. Im ungünstigsten Fall steigen

Tausche fettreich gegen fettarm
So viel Gramm Fett ist enthalten:

125g Brathähnchen mit Haut **12g**	↔	125g Hähnchenbrust ohne Haut **1g**
30g Salami **9g**	↔	30g gekochter Schinken **1g**
0,2l Milch, 3,5% Fett **7g**	↔	0,2l Buttermilch **1g**
150g Sahnejogurt mit Frucht **13g**	↔	150g Erdbeerjogurt, 1,5% Fett **2g**
30g Camembert, 60% Fett i. Tr. **10g**	↔	30g Camembert, 30% Fett i. Tr. **4g**
2EL Crème fraîche **15g**	↔	2EL Saure Sahne **5g**
1EL Mayonnaise **21g**	↔	1EL Salatcreme, 25% Fett **6g**
150g Pommes frites **8g**	↔	150g Pellkartoffeln **<1g**
50g Kartoffelchips **20g**	↔	50g Salzstangen **<1g**

dann der Blutzucker und die Triglyzeride an. Wichtig ist, dass die Kalorienbilanz stimmt.

Gute Fette bevorzugen

Nicht nur die Menge des Fetts in der Nahrung spielt eine Rolle. Auch die Art des Fettes ist von Bedeutung. Nahrungsfette bestehen überwiegend aus Triglyzeriden. Diese wiederum sind aus Glyzerin und Fettsäuren aufgebaut. Die Fettsäuren können lang oder kurz, gesättigt oder ungesättigt sein. Jedes Fett hat ein bestimmtes Fettsäuremuster, d.h. eine bestimmte Verteilung der einzelnen Fettsäuren. Diese Verteilung ist auch für die Eigenschaften des Fettes verantwortlich, zum Beispiel ob es fest, flüssig oder streichfähig ist.

Gesättigte Fettsäuren tragen zu einer Erhöhung von LDL-Cholesterin im Blut bei. Ihr Anteil sollte deshalb gering sein. Enthalten sind sie vor allem in tierischen Lebensmitteln. Im Pflanzenreich sind Palm- und Kokosfett besonders reich an gesättigten Fettsäuren.

Einfach ungesättigte Fettsäuren können die Konzentration von LDL-Cholesterin senken und das HDL-Cholesterin erhöhen. Die wichtigste einfach ungesättigte Fettsäure ist die Ölsäure. Sie kommt vor allem in Oliven-, Erdnuss- und Rapsöl vor. Auch Margarinesorten, die mit Olivenöl angereichert sind, sind deshalb gute Quellen. Rapsöl ist relativ hitzestabil und enthält dazu noch die beiden essenziellen Fettsäuren Linol- und Linolensäure. Beide muss der Mensch unbedingt über die Nahrung aufnehmen.

Transfettsäuren – ein Problem?

Damit aus Ölen eine streichfeste Margarine wird, müssen die Fette gehärtet werden. Bei dieser Härtung können so genannte Transfettsäuren entstehen. Sie erhöhen das LDL- und senken das HDL-Cholesterin. Durch neue Produktionsverfahren enthalten die meisten Margarinesorten kaum noch Transfettsäuren. In Kartoffelchips und Gebäck sowie in Frittiertem, bei dem wiederholt benutztes Öl verwendet wurde, können gewisse Mengen vorhanden sein.

Mehrfach ungesättigte Fettsäuren senken das LDL-Cholesterin noch deutlicher als einfach ungesättigte. Sie können auch zur Senkung der Triglyzeride beitragen und den Blutdruck geringfügig senken. Besonders reich an mehrfach ungesättigten Fettsäuren sind u.a. Weizenkeim- und Sonnenblumenöl. Diese Öle sind sehr hitzeempfindlich und eignen sich deshalb vorwiegend als Salatöle. Auch Fischöle sind reich an mehrfach ungesättigten Fettsäuren. Vor allem Fettfische wie Makrele, Hering, Wildlachs oder Tunfisch liefern reichlich Omega-3-Fettsäuren. In Form von Fischöl-Kapseln sind Omega-3-Fettsäuren für Diabetiker jedoch nicht empfehlenswert. Denn in dieser konzentrierten Form können sie einen Anstieg des Blutzuckerspiegels bewirken. Werden bevorzugt einfach oder mehrfach ungesättigte Fettsäuren verzehrt und gleichzeitig weniger Kohlenhydrate, dann steigt das günstige HDL-Cholesterin.

Kohlenhydrate gut auswählen

Kohlenhydrate sind die wichtigsten Energielieferanten und sollten etwa die Hälfte der benötigten Energie liefern. Bei einem täglichen Kalorienbedarf von 2000 Kilokalorien wären das 250 g Kohlenhydrate. Doch Kohlenhydrat ist nicht gleich Kohlenhydrat, zumindest was den Einfluss auf den Blutzucker betrifft. Eingeteilt werden Kohlenhydrate in mehrere Gruppen: z.B. Einfachzucker, Zweifachzucker und Vielfachzucker. Zu den Einfachzuckern zählen Traubenzucker (Glukose) und Fruchtzucker (Fruktose), der Haushaltszucker (Saccharose) ist ein Zweifachzucker, Stärke schließlich ist ein Vielfachzucker. Je kleiner die Zuckerbausteine sind, desto schneller gehen sie ins Blut und lassen den Blutzuckerspiegel ansteigen. Die Ein- und Zweifachzucker nennt man deshalb auch leicht resorbierbare Kohlenhydrate.

Zucker erlaubt – aber sparsam

Traubenzucker und Haushaltszucker sind besonders gut geeignet zur Bekämpfung einer Unterzuckerung (Hypoglykämie). In Zeiten strenger Diabetesdiäten waren sie für Diabetiker ganz verboten. Nur zur Behandlung einer Unterzuckerung waren sie erlaubt. Auch wenn dieses Verbot heute hinfällig ist, der Zuckerkonsum sollte so gering wie möglich sein. Als Faustregel gilt: höchstens 10 Prozent der Gesamtkalorien in Form von Zucker. Bei 2000 Kalorien am Tag sind das 200 für den Zucker, das entspricht 50 Gramm. Der Zucker sollte außerdem in Lebensmitteln „verpackt" sein, dann geht er langsamer ins Blut. Marmelade, Gebäck oder Jogurt mit Zucker ist also durchaus erlaubt, die Menge sollte jedoch gering sein.

Kohlenhydrate berechnen

Eine Berechnungseinheit (BE) bzw. eine Kohlenhydrateinheit (KE) entspricht 10 bis 12 Gramm Kohlenhydraten. Früher wurde dafür der Begriff Broteinheit verwendet. Diese Angaben sind zum Abschätzen der Kohlenhydratmenge gedacht. Diabetiker, die Insulin spritzen, müssen die verzehrten Kohlenhydrate berechnen und auf die Insulinmenge abstimmen.

Zucker, Fruchtzucker oder Süßstoff?

Produkte mit Fruchtzucker, Sorbit oder anderen Zuckeraustauschstoffen haben keinerlei Vorteile. Im Gegenteil, wenn die Triglyzeride erhöht sind, kann der Verzehr von Fruchtzucker diese weiter ansteigen lassen. Sinnvoll können hingegen Produkte mit Süßstoffen wie beispielsweise Acesulfam, Aspartam, Cyclamat, Neohesperidin DC, Saccharin oder Thaumatin sein. Süßstoffe erhöhen den Blutzucker nicht, enthalten keine Kohlenhydrate und haben so gut wie keine Kalorien. Auch mit Süßstoff gesüßte Soft-Drinks (z.B. Cola light oder Deit) bieten die Möglichkeit, Getränke zu genießen, die den Blutzuckerspiegel sonst negativ beeinflussen würden.

Zuckeraustauschstoffe

Fruchtzucker (Fruktose), Sorbit, Isolmalt, Laktit, Maltit, Mannit, Palatinit und Xylit: So heißen die gebräuchlichsten Zuckeraustauschstoffe. Sie werden langsamer aus dem Darm aufgenommen als Zucker. Allerdings hat sich diese Eigenschaft bei Lebensmitteln, die diese Zucker enthalten, nicht als Vorteil erwiesen. Zuckeraustauschstoffe enthalten pro Gramm 2,4 Kilokalorien. Eine Ausnahme bildet Fruchtzucker. Er enthält genau wie Zucker 4 Kilokalorien pro Gramm. Bei der Berechnung der Kohlenhydrate müssen auch Zuckeraustauschstoffe berücksichtigt werden. In größeren Mengen können diese Stoffe Blähungen und Durchfall verursachen. Da sie keine Vorteile bringen, kann man durchaus darauf verzichten. Die meisten Diabetiker-Produkte, wie Süßigkeiten, Kekse oder Kuchen sind mit Fruktose & Co. gesüßt, wie die Zutatenlisten zeigen.

Der glykämische Index – hilfreich oder nutzlos?

Der glykämische Index gibt Auskunft darüber, wie sich der Kohlenhydratgehalt eines Lebensmittels auf den Blutzuckerspiegel auswirkt. Lebensmittel können also die gleiche Menge an Kohlenhydraten enthalten, den Blutzuckerspiegel aber unterschiedlich stark ansteigen lassen. Die Messgrundlage für den glykämischen Index ist Traubenzucker (Glukose) mit einem Wert von 100 Prozent. Grundsätzlich gilt, je niedriger der glykämische Index eines Lebensmittels, um so vorteilhafter ist es für den Diabetiker. Allerdings ist das nur die halbe Wahrheit. Der glykämische Index – manchmal wird er auch als Glyx-Faktor bezeichnet – ist kein Allheilmittel. Denn viele andere Faktoren beeinflussen ebenfalls den Blutzuckerspiegel.

Die gesamte Mahlzeit hat Einfluss auf den Blutzucker. Dabei spielt es eine Rolle, wie viel Kohlenhydrate, Fett und Eiweiß das Essen enthält und wie das Verhältnis der Nährstoffe zueinander ist. Außerdem ist der Gehalt an Ballaststoffen von großer Bedeutung, da diese die Kohlenhydrataufnahme ins Blut verzögern. Auch die Beschaffenheit der Speisen (fest, breiig, flüssig) und deren Temperatur beeinflusst den Blutzuckerspiegel. Der Blutzuckerwert vor dem Essen muss berücksichtigt werden, außerdem die Magenfüllung. Schließlich haben auch Menge und Wirkungsweise von Insulin und Medikamenten einen großen Einfluss.

Ballaststoffe – unverzichtbare Helfer

Ballaststoffe zählen zu den Kohlenhydraten, und zwar zu den Vielfachzuckern. Sie sind unverdauliche Faserstoffe, die nur in pflanzlichen Lebensmitteln vorkommen. Das menschliche Verdauungssystem kann sie nicht wie andere Kohlenhydrate aufspalten. Sie bewirken eine länger anhaltende Sättigung und gelangen unverdaut in den Dickdarm. Auch in anderer Hinsicht wirken sie sich günstig auf Gesundheit und Stoffwechsel aus. Sie sorgen für eine geregelte Verdauung, können Cholesterin binden und damit den Cholesterinspiegel senken. Mindestens 30 Gramm Ballaststoffe sollte der tägliche Speiseplan enthalten. Schaffen lässt sich das, wenn reichlich Vollkornprodukte, Gemüse und Hülsenfrüchte verzehrt werden. Auch Obst – in Maßen genossen – gehört dazu, vor allem Beeren, Mangos, Äpfel oder Zitrusfrüchte. Quellstoffe können auch isoliert aufgenommen werden, entweder in Form von Bindemitteln für Suppen und Saucen (z.B. „Binde-Fix“, „Biobin“ oder „Nestargel“) oder auch in Getränke eingerührt (z.B. Apfel- oder andere Frucht-Pektine).

Eiweiß ist lebensnotwendig

Der Körper braucht Eiweiß zur Erneuerung von Körperzellen, zur Verdauung und zur Stärkung der Abwehrkräfte. Dafür reichen weniger als ein Gramm pro Kiloramm Körpergewicht.

Mehr als 20 Prozent der gesamten Kalorienmenge sollten es jedoch nicht sein. Eiweiß lässt zwar den Blutzucker nicht ansteigen, kann aber die Nieren belasten. Denn bei eiweißreicher Kost müssen die Nieren wesentlich mehr Filterarbeit leisten. Das kann eine Nierenerkrankung begünstigen. Wenn die Nieren schon geschädigt sind und nicht mehr optimal arbeiten, muss der Eiweißverzehr möglicherweise auf 0,6 Gramm pro Kilogramm Körpergewicht reduziert werden. Das entspricht bei einer Person mit einem Gewicht von 70 Kilogramm dann nur noch 42 Gramm. Soviel Eiweiß ist schon in 200 Gramm Rind- oder Kalbfleisch enthalten. Wer wenig Eiweiß zu sich nimmt, muss besonders darauf achten, dass es hochwertig ist. Vorteilhaft ist eine Mischung aus tierischem Eiweiß (Fleisch, Fisch, Milchprodukte) und pflanzlichem Eiweiß (Hülsenfrüchte, Kartoffeln, Vollkorngetreide).

Und gegen den Durst?

Etwa ein bis zwei Liter sollten Sie täglich trinken, vorausgesetzt es liegt keine Nierenerkrankung oder eine Herzschwäche vor. Bei der Auswahl der Getränke sollten Sie besonders auf den Kalorien- und Zuckergehalt achten.

Gesunde Durstlöscher

Besonders empfehlenswert ist Mineralwasser. Achten Sie dabei auf die Mineralstoffwerte auf dem Etikett. Das Wasser sollte wenig Kochsalz (Natriumchlorid) enthalten, höchstes 100 mg/l und reichlich Kalzium und Magnesium. Auch Kräuter- und Früchtetees sind gesunde Durstlöscher. Kaffee und schwarzen bzw. grünen Tee können Sie in Maßen genießen. Leider gibt es keine Wundertees, die den Blutzucker senken, auch wenn manche Werbung das verspricht. Zum Süßen sollte nur Süßstoff zum Einsatz kommen. Milch- und Milchmixgetränke sind nicht als Getränke, sondern als Nahrungsmittel, beispielsweise als Zwischenmahlzeit, zu sehen. Der Kalorien- und Fettgehalt dieser Drinks kann recht hoch sein. Auch Gemüse- oder Fleischbrühen können für Abwechslung sorgen. Beachten Sie dabei jedoch den Fett- und Salzgehalt. Mit Zucker gesüßte Limonaden und Fruchtsäfte sollten gemieden werden. Greifen Sie stattdessen zu Limonaden, die mit Süßstoff gesüßt sind.

Ein Gläschen in Ehren

Ein Glas Wein oder Bier zum Essen wird auch einem Diabetiker nicht verwehrt. Geben Sie trockenen, zuckerarmen Weinsorten den Vorzug. Was leicht vergessen wird: Alkoholische Getränke enthalten viele Kalorien. Bei Übergewicht und hohen Triglyzeridwerten sollte Alkohol deshalb sehr zurückhaltend genossen werden. Alkohol wirkt außerdem appetitanregend und sorgt für eine schnelle Fetteinlagerung. Diabetikerbier ist übrigens alkoholreicher als übliches. Werden größere Mengen Alkohol getrunken, dann benötigt der Körper weniger Insulin. Deshalb kann es, insbesondere wenn blutzuckersenkende Medikamente eingenommen werden bzw. Insulin gespritzt wird, zu einer Unterzuckerung kommen. Wer in der Disco oder auf einer Party dazu noch ausgiebig tanzt (durch Bewegung sinkt der Blutzuckerspiegel), verstärkt diesen Effekt. Deshalb empfiehlt es sich, zwischendurch Kohlenhydrathaltiges zu essen, am besten Brot. Auch Salzstangen sind geeignet.

Vitamin- und Mineralstoffpräparate

Die Einnahme von Vitamin- und Mineralstoffpräparaten ist normalerweise nicht erforderlich. Eine ausgewogene Ernährung, die reichlich Gemüse, Obst und Vollkornprodukte enthält, versorgt den Körper mit allen wichtigen Nährstoffen. Da viele Vitamine hitzeempfindlich sind, sollte immer rohes Gemüse und Obst auf dem Speiseplan stehen.

Richtig einkaufen

Worauf müssen Sie achten?

Wer zu frischen unverarbeiteten Produkten greift, kann eigentlich nichts falsch machen. Doch wer hat schon Zeit und Lust, immer alles selbst zu machen. Lebensmittelhandwerk und -industrie bieten inzwischen fast alles fix und fertig an. Viele Produkte sind auch für Diabetiker geeignet. Wichtig ist, die Lebensmittel genau unter die Lupe zu nehmen. Wo Sie einkaufen, spielt keine Rolle. Discounter, Supermarkt, Reformhaus oder Bioladen, überall gibt es geeignete Produkte.

Ein Blick aufs Etikett

Die meisten Lebensmittel sind heute verpackt. Glücklicherweise muss keiner die Katze im Sack kaufen. Der Gesetzgeber schreibt genau vor, was auf dem Etikett stehen muss. Die wichtigsten Angaben sind: Name und Anschrift des Herstellers, die genaue Bezeichnung des Produkts, das Mindesthaltbarkeitsdatum, die enthaltene Menge und ein Verzeichnis der Zutaten. Auch Zusatzstoffe, wie Farb- oder Konservierungsstoffe müssen angegeben werden.

Enthält das Etikett weitere Angaben, dann sind diese entweder gesetzlich vorgeschrieben, wie zum Beispiel der Alkoholgehalt bei alkoholischen Getränken, oder eine freiwillige Information des Herstellers. Zu den freiwilligen Angaben zählen die Nährwerte. Hier gilt jedoch, dass bestimmte Informationen nur im Paket aufgelistet werden dürfen. Möchte eine Molkerei auf den geringen Fettgehalt ihres Jogurts hinweisen, muss sie auch angeben, wie viele Kalorien oder Joule der Jogurt enthält und wie hoch der Gehalt an Eiweiß und Kohlenhydraten ist.

Manche Produkte werden mit den Begriffen „light", oder „leicht" beworben. Diese Begriffe sind gesetzlich nicht geschützt. „Leicht" kann bedeuten, dass das Produkt weniger Fett oder weniger Kalorien enthält. Es kann aber auch bedeuten, dass ein Dessert besonders „leicht" ist, weil es mit viel Luft aufgeschäumt ist.

Die Zutatenliste

Auch wenn sich die meisten Lebensmittelhersteller nicht in die Karten schauen lassen möchten, die wichtigsten Zutaten eines Produkts müssen sie nennen. Dabei gibt die Reihenfolge der genannten Bestandteile Auskunft über die Mengenverhältnisse. Der Hauptbestandteil steht ganz oben auf der Liste und je weniger von einer Zutat enthalten ist, desto weiter hinten steht sie. Aber Vorsicht: Manchmal versteckt sich eine Zutat hinter verschiedenen Begriffen. So sind Glukose, Zuckersirup oder Invertzuckersirup im Grunde nichts anderes als Zucker. Durch eine solche Aufspaltung steht Zucker nicht an erster Stelle, obwohl das Nahrungsmittel zum großen Teil aus Zucker besteht. Beim Fett ist es ähnlich. Werden verschiedene Fette zugesetzt, steht das einzelne in der Liste nicht so weit vorne, in der Summe kann der Fettgehalt jedoch beträchtlich sein.

Diabetiker-Lebensmittel

Zahlreiche Hersteller bieten besondere Diabetiker-Lebensmittel an. Sowohl Inhaltsstoffe als auch Beschriftung der Etiketten sind in der Diät-Verordnung geregelt. Auf der Verpackung darf stehen, dass dieses Produkt besonders für Diabetiker geeignet ist. Diese Lebensmittel dürfen keine Glukose und keine Saccharose (Haushaltszucker) enthalten. Zum Süßen sind nur Zuckeraustauschstoffe oder Süßstoffe erlaubt.

Diabetiker-Lebensmittel sind meist teurer als herkömmliche Produkte. Trotz der genannten Besonderheiten sind sie nicht notwendig.

Einkaufs-Tabellen

So lesen Sie die Tabellen

In den nachfolgenden Tabellen ist eine Vielzahl von gängigen Lebensmitteln mit ihrem Energiegehalt in Kilokalorien (kcal), dem Fettgehalt in Gramm sowie dem Kohlenhydratgehalt in Gramm aufgeführt. Wenn nicht anders angegeben, beziehen sich die Werte immer auf 100 Gramm bzw. 100 Milliliter des Lebensmittels.

Die offizielle Einheit für den Energiegehalt eines Nahrungsmittels ist zwar Kilojoule, im täglichen Sprachgebrauch wird jedoch meist der Begriff Kilokalorien verwendet. Die Joulewerte lassen sich aus den Kalorienwerten ganz einfach berechnen: 1 Kilokalorie entspricht 4,184 Kilojoule.

Die in den Tabellen angegebenen Werte sind Durchschnittswerte. Das gilt sowohl für frische unverarbeitete Lebensmittel als auch für verarbeitete Produkte. Wird bei einem Nahrungsmittel ein Hersteller genannt, dann stammen die angegebenen Werte vom Hersteller und gelten ausschließlich für das genannte Produkt. Stand der jeweiligen Daten ist der Erscheinungstermin des Buches. Die meisten Hersteller ändern von Zeit zu Zeit ihre Rezepturen. Deshalb sollten Sie die Nährwertinformationen hin und wieder prüfen. Alle anderen Informationen sind dem Bundeslebensmittelschlüssel (BLS) entnommen.

Die Lebensmittelindustrie bietet eine so große Fülle an Produkten an, die es unmöglich macht, alle in diesem Buch aufzuführen. Wenn Sie Ihre Lieblingsprodukte in den Tabellen nicht finden, können Sie sich selbst ein Urteil bilden. Anhand unserer Kriterien und der Zutatenliste lässt sich abschätzen, ob das Produkt bei Diabetes empfehlenswert ist.

Die Bewertung

Bei der Bewertung der Lebensmittel wurde überprüft, wie gut sie für die Ernährung eines Diabetikers (vor allem vom Typ 2) geeignet sind. Gut bewertet wurden solche Lebensmittel und Produkte, die eine sehr gute Nährstoffzusammensetzung bieten. Das heißt, sie liefern beispielsweise viele Vitamine und Mineralstoffe, komplexe Kohlenhydrate oder Ballaststoffe. Ein hoher Gehalt an Kohlenhydraten oder Zucker, die den Blutzuckerspiegel schnell ansteigen lassen, führte zu einer weniger guten Bewertung.

3 Sterne (★★★) stehen für erste Wahl. Mit diesen Lebensmitteln versorgen Sie Ihren Körper mit wichtigen Nährstoffen. Die enthaltenen Kohlenhydrate gehen nur langsam ins Blut. Der Fettgehalt ist gering bzw. das enthaltene Fett besteht fast ausschließlich aus ungesättigten Fettsäuren.

2 Sterne (★★) kennzeichnen Lebensmittel mit einer günstigen Nährstoffzusammensetzung. Der Blutzuckerspiegel wird bei deren Verzehr nur mäßig belastet. Der Fettgehalt ist gering bis mittel und die enthaltenen Fettsäuren sind überwiegend ungesättigt.

1 Stern (★) steht für Lebensmittel und Produkte, die in geringen Mengen den Speiseplan bereichern können, aber maßvoll zu genießen sind. Der Blutzuckerspiegel wird durch diese Lebensmittel stärker belastet oder aber der Fettgehalt ist relativ hoch bzw. das enthaltene Fett hat ein weniger günstiges Fettsäuremuster.

Einen Blitz (ϟ) schließlich haben die Lebensmittel erhalten, die entweder viele leicht verdauliche Kohlenhydrate enthalten, die den Blutzuckerspiegel schnell ansteigen lassen und/oder reichlich Fett mit ungünstigem Fettsäuremuster. Lebensmittel, die so bewertet sind, sollten Sie nur selten und in kleinen Mengen genießen. Achten Sie darauf, mit sehr guten Produkten für einen entsprechenden Ausgleich zu sorgen.

Für die Bewertung fetthaltiger Lebensmittel wurde der Fettgehalt und vor allem die Verteilung der Fettsäuren berücksichtigt. Ein günstiges Fettsäuremuster mit reichlich ungesättigten Fettsäuren hat eine gute Bewertung zur Folge. Gut oder sehr gut bewertet wurden außerdem die Lebensmittel, die besonders geeignet sind, um Übergewicht zu reduzieren bzw. das Gewicht zu halten.

Die Beurteilung war nicht immer einfach. Manchmal wären zweieinhalb Sterne besser gewesen oder vielleicht eindreiviertel, um dem Lebensmittel gerecht zu werden. Die Einteilung in nur vier Kategorien erleichtert jedoch die Handhabung.

Nur in der Gruppe vergleichen

Vergleichen Sie die Lebensmittel nur innerhalb einer Gruppe. Die Vergabe der Sterne ist keine absolute Beurteilung. Sie stellt vor allem eine Rangfolge innerhalb der Lebensmittelgruppe dar. Der Vergleich von Lebensmitteln unterschiedlicher Gruppen kann anhand der angegebenen Kalorien-, Fett- und Kohlenhydrat-Werte erfolgen.

Zeichenerklärung und Abkürzungen

(H):	Produkte sind über einen Heimservice erhältlich
(N):	Produkte sind im Naturkostladen erhältlich
(R):	Produkte sind im Reformhaus erhältlich
kcal:	Kilokalorien
Fett:	Fett in Gramm pro 100 Gramm Lebensmittel
KH:	Kohlenhydrate in Gramm pro 100 g Lebensmittel (außer es ist anders angegeben)
F.i.Tr.:	Fettgehalt in der Trockenmasse

Milch & Co.

Milch, Jogurt, Quark und Käse enthalten kaum Kohlenhydrate, dafür aber wertvolles Eiweiß, eine nennenswerte Menge der Vitamine A und D sowie den Knochenbaustoff Kalzium. Milchprodukte können jedoch auch ziemlich viel Fett enthalten. Dieses Fett besteht überwiegend aus gesättigten Fettsäuren. Deshalb sollten Sie mit fettreichen Produkten sehr sparsam sein. Wenn Milch & Co. fettarm sind, eignen sie sich gut für die Ernährung des Diabetikers. Die Portionen sollten jedoch nicht allzu groß sein. Denn magere Milchprodukte wie beispielsweise Magerquark sind sehr eiweißreich. Und zu viel Eiweiß kann die Nieren belasten.

Milch- und Milchprodukte

Bewertung	Lebensmittel	kcal	Fett	KH
★★★	Buttermilch	36	1	4
★★	Buttermilch mit Früchten	74	< 1	14
ϟ	Crème double/Schmand, 40 % Fett	373	40	2
ϟ	Crème fraîche, 30 % Fett	288	30	2
★	Crème légère, Dr. Oetker	170	15	5
★★★	Diät-Frucht-Jogurt mild, diverse Sorten, Bauer	67	3	8
★★	Dickmilch mit Früchten, 1,5 % Fett	83	1	14
★	Dickmilch mit Früchten, 10 % Fett	144	9	13
★★	Dickmilch mit Früchten, 3,5 % Fett	97	3	14
★★★	Dickmilch mit Früchten, 3,5 % Fett, mit Süßstoff	62	3	5
★★★	Dickmilch, 1,5 % Fett	46	2	4
★	Dickmilch, 10 % Fett	118	10	4

Bewertung	Lebensmittel	kcal	Fett	KH
★★	Dickmilch, 3,5 % Fett	64	4	4
ϟ	Erdbeer-Milchshake, McDonald's, Becher	124	3,2	20
★	Früchtequark, 20 %	129	5	17
★★	Früchtequark, mager	103	1	17
★★	Fruchtmolke	65	< 1	15
★★★	Fruchtquark mit Süßstoff	73	0	5
★★	Jogurt (fettarm) mit Früchten, 1,5 % Fett	83	1	14
★★★	Jogurt (fettarm) natur, 1,5 % Fett	46	2	4
★★	Jogurt (mager) mit Früchten, 0,1 % Fett	76	< 1	14
★★★	Jogurt (mager) natur, 0,1 % Fett	38	< 1	4
★	Jogurt (Sahne) mit Früchten, 10 % Fett	144	9	13
★	Jogurt (Sahne) natur, 10 % Fett	118	10	4
★★	Jogurt mit Früchten, 3,5 % Fett	99	3	14
★★★	Jogurt mit Früchten, 3,5 % Fett, mit Süßstoff	64	3	5
★	Jogurt mit Vanille-Nuss, 3,5 % Fett	114	3	18
★★	Jogurt natur, 3,8 % Fett	66	4	4
★★★	Jogurtdrink Ananas, Optiwell	38	0	6
ϟ	Kaffeesahne, 20 % Fett	203	20	4
★★	Kefir mit Früchten, 3,5 % Fett	99	3	14
★★	Kefir, 3,5 % Fett	66	4	4
★	Kondensmilch, 10 % Fett	176	10	13
★★	Kondensmilch, 4 % Fett	111	4	11
★★	Kräuterquark, 20 %	113	5	12
★★	LC1 Pur, 3,5 % Fett, Nestlé	73	3	13
★★	LC1 Erdbeere, 0,1 % Fett, Nestlé	85	< 1	17

Bewertung	Lebensmittel	kcal	Fett	KH
★★★	Milch, 0,1 % Fett (Magermilch)	36	< 1	5
★★	Milch, 1,5 % Fett (fettarme Milch)	48	2	5
★	Milch, 3,5 % Fett (Vollmilch)	64	4	5
★	Milch, 3,8 % Fett (Vorzugsmilch)	67	4	5
★★★	Molke	25	< 1	5
★★★	Molkedrink Cassis, Optiwell	25	0	5
★★	Quark 20 % Fett	100	4	4
★	Quark 40 % Fett	143	10	3
★★★	Quark Magerstufe	75	< 1	4
★	Saure Sahne, 10 % Fett	117	10	3
★	Schafjogurt mind. 5 % Fett, Heirler (R)	94	6	5
ϟ	Schlagsahne, 30 % Fett	288	30	3
★★	Ziegenjogurt mild, mind. 3,5 % Fett, Heirler (R)	66	4	4

Käse

Bewertung	Lebensmittel	kcal	Fett	KH
ϟ	Appenzeller, 50 % F.i.Tr.	386	32	0
ϟ	Bavaria Blu, 50 % F.i.Tr.	349	31	0
ϟ	Bergkäse, 45 % F.i.Tr.	384	30	0
★	Brie, 45 % F.i.Tr.	284	22	0
ϟ	Brie, 60 % F.i.Tr.	362	33	0
★★	Butterkäse, 30 % F.i.Tr.	245	15	0
ϟ	Butterkäse, 60 % F.i.Tr.	379	35	0
★★	Camembert 30 % F.i.Tr.	209	13	0
ϟ	Camembert, 60 % F.i.Tr.	362	33	0
★	Chester, 45 % F.i.Tr.	367	29	0
★★	Edamer, 30 % F.i.Tr.	257	16	0
★	Edamer, 40 % F.i.Tr.	316	23	0

Bewertung	Lebensmittel	kcal	Fett	KH
ϟ	Emmentaler, 45 % F.i.Tr.	383	30	0
★★★	Finesse Frischkäse mit Buttermilch, Du darfst	132	8	4
★★	Frischkäse mit Kräutern, 40 % F.i.Tr	145	10	3
★	Frischkäse mit Kräutern, 70 % F.i.Tr	308	30	2
★	Frischkäse, 45 % F.i.Tr.	281	24	3
ϟ	Frischkäse, 70 % F.i.Tr.	377	37	3
ϟ	Gorgonzola	356	31	0
★★	Gouda 30 % F.i.Tr., Du darfst	265	17	0
★	Gouda, 45 % F.i.Tr.	365	29	0
ϟ	Greyerzer, 45 % F.i.Tr.	406	32	0
★★★	Körniger Frischkäse	90	3	2
★★	Limburger, 20 % F.i.Tr.	188	9	0
★	Limburger, 45 % F.i.Tr.	287	22	0
★	Mozzarella	255	20	0
★	Parmesan, 32 % F.i.Tr.	356	23	0
★★	Ricotta, 60 % F.i.Tr.	174	15	0
★	Romadur, 45 % F.i.Tr.	293	23	0
★★★	Sauermilchkäse	131	1	0
★	Schafskäse (Feta)	236	19	0
★★★	Schichtkäse, 10 % F.i.Tr.	86	2	4
★	Schmelzkäse streichfähig, 45 % F.i.Tr.	288	22	6
ϟ	Schmelzkäse streichfähig, 60 % F.i.Tr.	318	27	7
★★	Schmelzkäse, 30 % F.i.Tr.	209	14	6
★	Tilsiter, 45 % F.i.Tr.	354	28	0
★	Ziegenfrischkäse, mind. 50 % F.i.Tr., Heirler (R)	273	21	0

Fetter Käse – magerer Käse

Ob lose oder abgepackt, Käse muss immer Angaben zum Fettgehalt enthalten. Die Angabe erfolgt als Fettgehalt in der Trockenmasse, abgekürzt F.i.Tr. Das ist jedoch nicht der tatsächliche Fettgehalt. Für eine grobe Annäherung kann man den Fettgehalt i.Tr. durch 2 teilen und erhält so den tatsächlichen oder absoluten Fettgehalt. Genauere Werte ergeben sich, wenn die Fett-i.-Tr.-Angaben mit folgenden Faktoren multipliziert werden:

Hartkäse	x 0,7	Weichkäse	x 0,5
Schnittkäse	x 0,6	Frischkäse	x 0,3

Frischkäse mit 60 % Fett i. Tr. enthält
60 % x 0,3 = 18 % Fett absolut, bzw. 18 g/100 g.

Milchersatzprodukte

Bewertung	Lebensmittel	kcal	Fett	KH
★★★	Bio Soja Drink natural, Provamel (N)	36	1	< 1
★★★	Soja Crémig neutral, Vitaquell (R)	52	2	5
★★	Soja Cuisine, Alpro	170	17	2
★★★	Soja-Drink + Calcium, GranoVita (R)	35	2	1
★★★	Soja Drink Kalzium, Alpro	46	2	3
★★	Sojamilch	152	10	0
★★★	Soja Yofu, Bio-natur, Alpro	59	3	3
★	Vega légère, Dr. Oetker	169	15	5
★★	Yamato Soyaghurt Erdbeere, Heirler (R)	84	2	14
★★★	Yamato Soyaghurt pur, Heirler (R)	52	3	3

Fleisch, Wurst & Co.

Fleisch enthält keine Kohlenhydrate, beeinflusst den Blutzuckerspiegel also nicht. Trotzdem muss nicht täglich Fleisch auf dem Speiseplan stehen. Wählen Sie magere Stücke und eine fettarme Zubereitung. Der Fettgehalt vieler Fleisch- und Wurstwaren ist ziemlich hoch.

Fleisch, Geflügel und Wild

Bewertung	Lebensmittel	kcal	Fett	KH
⚡	Brät	285	27	0
★★	Brathähnchen mit Haut	166	10	0
★	Eisbein (Haxe)	209	15	0
★	Ente mit Haut	225	17	0
⚡	Gans mit Haut	338	31	0
★	Hackfleisch, gemischt	221	16	0
★★★	Hähnchenbrust	102	1	0
★★★	Hasenfleisch	116	3	0
★★★	Hirschfleisch	113	3	0
★★	Kalbsbraten	125	5	0
★★	Kalbsbrust	131	6	0
★★★	Kalbsfilet	111	3	0
★★	Kalbsgulasch	125	5	0
★★	Kalbshaxe	123	4	0
★★	Kalbskotelett	146	8	0
★★★	Kalbsschnitzel	102	2	0
★★★	Kalbssteak	105	3	0
★★★	Lammfilet	113	3	0
★	Lammfleisch	222	17	0
★★	Lammhaxe	195	13	0
★	Lammkotelett	212	16	0
★★★	Pferdefleisch	115	3	0
★	Poularde mit Haut	240	18	0

Bewertung	Lebensmittel	kcal	Fett	KH
★	Pute mit Haut	216	15	0
★★★	Putenbrust	107	1	0
★★★	Rehfleisch	122	4	0
★	Rinderbrust	262	22	0
★★★	Rinderfilet	121	4	0
★★	Rindergulasch	155	9	0
★★	Rinderhack	202	14	0
★★	Rindersteak	146	6	0
★★	Rindfleisch (Bratenfleisch)	155	9	0
★	Rindfleisch (Suppenfleisch)	226	16	0
★★★	Rindsroulade	121	4	0
★★★	Roastbeef	130	4	0
ϟ	Schweinebauchspeck	796	89	0
★★★	Schweinefilet	107	2	0
★★	Schweinefleisch (Bratenfleisch)	177	11	0
★	Schweinefleisch (Nacken)	199	13	0
★★	Schweinegulasch	177	11	0
ϟ	Schweinehack	250	20	0
★★	Schweinekotelett	170	10	0
★★★	Schweineschnitzel	107	2	0
★★	Schweinesteak	170	10	0
ϟ	Suppenhuhn	257	20	0
★★★	Tatar (Schabefleisch)	113	3	0
★★★	Wildkaninchen	109	2	0

Innereien

Bewertung	Lebensmittel	kcal	Fett	KH
★	Gänseleber	131	4	5
★	Hähncheninnereien	139	5	5
★	Kalbsbries	100	3	0

Bewertung	Lebensmittel	kcal	Fett	KH
★	Kalbshirn	117	8	1
★	Kalbsleber	139	4	5
★	Kalbsnieren	112	5	1
★	Rinderleber	139	4	5
★	Rindermagen/Kutteln	94	4	0
★	Rinderzunge	195	13	4
★	Schweineleber	117	3	2
★	Schweinenieren	110	5	1

Fleisch- und Wurstwaren

Bewertung	Lebensmittel	kcal	Fett	KH
⚡	Bauernbratwurst	306	25	0
★★	Bierschinken	180	12	0
★	Bremer Pinkel	210	11	18
★★	Brühwurstaufschnitt, Du darfst	194	14	1
⚡	Cervelatwurst	369	32	0
★★★	Corned Beef	141	6	0
★★	Corned turkey, Gutfried	185	9	1
⚡	Debreziner	331	31	0
★★★	Finesse Schinken Honig, Herta	106	2	1
⚡	Fleischkäse	302	28	0
⚡	Gänseleberpastete	247	18	4
★★	Geflügelschinkenwurst, Du darfst	177	13	1
★★★	Gekochter Schinken	113	4	1
⚡	Gelbwurst	285	27	0
★★★	Gemüse-Putenwurst, Du darfst	106	4	6
★★★	Hähnchen-Brust geräuchert, Herta	104	2	1
★★★	Hähnchenbrustfleisch in Aspik, Gutfried	94	2	1

Bewertung	Lebensmittel	kcal	Fett	KH
ϟ	Hausmacher Blutwurst	344	31	1
★★	Jagdwurst	218	17	0
ϟ	Kalbsleberwurst	316	27	2
★	Kalbsleberwurst, Becel	257	21	2
★★	Kasseler	172	11	1
ϟ	Krakauer	307	28	0
★★★	Lachsschinken	116	4	1
ϟ	Landjäger	456	44	0
ϟ	Leberwurst, grob	323	28	1
★	Lyoner	267	24	0
ϟ	Mettwurst, grob	311	27	0
★	Mortadella	281	24	1
★★	Pfälzer Saumagen	158	7	7
★★★	Rauchfleisch	129	6	1
★★	Rinderbierschinken	194	12	0
★	Salami, Du darfst	308	24	1
ϟ	Salami im Durchschnitt	360	31	2
ϟ	Schinkensalami	348	30	0
★★	Schinkenspeck	152	8	0
★	Schinkenwurst	294	28	0
★	Schweinebauch	274	24	1
★★	Schweinefleisch in Aspik	153	9	1
★★	Serrano Schinken, Zimbo	229	12	0
ϟ	Teewurst, Du darfst	307	27	1
★	Teewurst, Rügenwälder Art	295	25	0
★★★	Truthahnfleisch in Aspik mit Brokkoli, Gutfried	99	3	1
★	Truthahn-Mortadella, Gutfried	236	20	1
ϟ	Truthahn-Salami, Gutfried	325	25	1
★	Weißwurst	270	24	0
ϟ	Wiener Würstchen	304	28	0

Aus Meer und Fluss

Fisch versorgt den Organismus mit Jod, leicht verdaulichem Eiweiß und wertvollen Omega-3-Fettsäuren. Letztere haben einen günstigen Einfluss auf den Fettstoffwechsel. Ein bis zwei Fischmahlzeiten können Sie pro Woche einplanen. Auch so genannte Fettfische wie Hering, Lachs oder Makrele dürfen auf dem Speiseplan stehen. Bereiten Sie den Fisch fettarm zu, z.B. gedünstet auf Gemüse, in Folie oder als Ragout. Zurückhaltend sollten Sie sein bei Fischkonserven und fertig zubereiteten Fischsalaten. Der Fettgehalt dieser Produkte ist oft sehr hoch.

Fische, Krebse, Muscheln

Bewertung	Lebensmittel	kcal	Fett	KH
★	Aal, gegart	266	22	0
★	Aal, geräuchert	290	26	0
★★	Austern	63	1	4
★★★	Bachsaibling	96	2	0
★★	Flusskrebs, frisch	90	1	1
★★★	Forelle	123	3	0
★★	Garnelen	102	2	1
★★★	Heilbutt, gegart	112	2	0
★★	Hummer, gegart	88	1	1
★★★	Kabeljau (Dorsch), gegart	90	1	0
★★★	Karpfen, gegart	122	4	0
★★★	Katfisch (Steinbeißer), gegart	103	2	0
★★	Krabben	91	1	1
★★★	Lachs	131	6	0
★★	Languste, frisch	102	2	1
★★	Makrele, gegart	210	14	0
★★	Matjeshering, frisch	274	23	0
★★	Miesmuschel	67	1	4

Bewertung	Lebensmittel	kcal	Fett	KH
★★★	Rotbarsch (Goldbarsch), gegart	125	4	0
★★★	Rotzunge, gegart	83	1	0
★★	Sardinen, gegart	138	5	0
★★★	Schellfisch, gegart	91	1	0
★★★	Scholle, gegart	105	2	0
★★★	Seeteufel	74	2	0
★★★	Seezunge, gegart	97	2	0
★★	Sprotten	214	17	0
★★★	Steinbutt, gegart	97	2	0
★★	Tunfisch, gegart	253	17	0
★★	Venusmuschel	77	1	6
★★★	Zander, gegart	96	1	0

Fischprodukte

Bewertung	Lebensmittel	kcal	Fett	KH
ϟ	Anchovis	323	30	0
★★	Bismarckhering	180	12	3
★★	Brathering	193	10	10
★★★	Forelle, geräuchert	120	4	0
★	Hering in Öl	335	31	0
★★	Heringsfilet in Dillrahmcreme	172	13	2
★★	Heringsfilet in Senfcreme	176	14	2
★★	Heringsfilet in Tomatensoße	184	13	2
ϟ	Kaviar, echt	259	16	4
★★	Lachs, geräuchert	138	7	0
★	Makrele in Öl	316	29	0
★★	Makrele, geräuchert	192	13	0
★	Sardellen	102	2	0
★	Sardine in Öl	266	23	0
★★	Tunfisch im eigenen Saft	174	12	0
★	Tunfisch in Öl	347	31	0

Fette, Öle, Eier

Ganz ohne Fett geht es nicht, aber hier heißt es sparsam und wählerisch sein. Für die Fettverdauung wird zwar kein Insulin gebraucht, ein hoher Fettkonsum kann sich jedoch ungünstig auf den Fettstoffwechsel auswirken und führt in vielen Fällen zu Übergewicht. Gut beurteilt werden Fette, die ein ausgewogenes Fettsäuremuster aufweisen. Halbfettmargarine kann, muss aber nicht gut sein. Nur wenn die Fettsäuren stimmen, gibt es drei Sterne. Butter muss nicht tabu sein. Wer sparsam damit umgeht und durch die Wahl der restlichen Fette einen Ausgleich schafft, kann sich auch etwas Butter gönnen.

Fette

Bewertung	Lebensmittel	kcal	Fett	KH
★★	Becel Diät-3-Pflanzenöl	828	92	0
★★★	Becel pro activ Halbfett-margarine	360	40	0
★★★	Becel vital diät Halbfett-margarine	360	40	0
★★	Butter (Sauerrahm-, Süßrahmbutter)	741	83	1
★	Butterschmalz	880	100	0
★	Distelöl (Safloröl)	879	100	0
★★★	Erdnussöl	879	99	0
★	Gänsefett/-schmalz	883	100	0
★★	Halbfettbutter, Du darfst	364	39	1
★★	Halbfettbutter, Du darfst, 1 TL (5 g)	18	2	< 1
★★★	Haselnussöl	882	100	0
★★	Homa Gold, Unsere Beste	540	60	0
ϟ	Kokosfett gehärtet	878	99	0
★★	Kräuterbutter	650	73	1

Bewertung	Lebensmittel	kcal	Fett	KH
★★	Kürbiskernöl	879	100	0
★★	Lätta hoch 2	374	39	6
★★	Lätta mit Jogurt	378	39	6
★	Leinöl	879	100	0
★★	Maiskeimöl	883	100	0
★★★	Olivenöl	881	100	0
★	Palmin Soft	900	100	0
ϟ	Palmkernfett	878	99	0
★	Rama	720	80	< 1
★★	Rama Good Start!	365	38	6
★★★	Rapsöl	875	99	0
★	Sanella	675	75	0
ϟ	Schweineschmalz	882	100	0
★★	Sesamöl	880	100	0
★★	Sojaöl	871	99	0
★★	Sonne + Olive, Thomy	900	100	0
★★	Sonnenblumenöl	882	100	0
★★	Unsere Vollwertige, Vitaquell (R)	720	80	0
★★★	Vitaquell Extra (R)	720	80	0
★★★	Vitaquell m'Olivo (R)	720	80	0
★★	Vitazell leicht, Vitaquell (R)	360	40	0
★★	Walnussöl	879	100	0
★★	Weizenkeimöl	879	100	0

Eier

Bewertung	Lebensmittel	kcal	Fett	KH
★★	Ei, Stück (60 g)	92	7	0
★	Eigelb	348	32	0
★★	Eiweiß	50	< 1	1

Getreide und was daraus gemacht wird

Brot, Reis, Nudeln oder Müsli sind auch bei Diabetikern die Grundlage der Ernährung und sollten in fast jeder Mahlzeit enthalten sein. Bevorzugen Sie unbedingt Produkte aus dem vollen Korn, wie Vollkornbrot, Naturreis oder Vollkornnudeln. Doch Vorsicht: Nicht jedes dunkle Brot besteht aus dem vollen Korn. Nur echtes Vollkornbrot darf sich auch so nennen. Achten Sie bei Fertigmüslis auf die Zutatenliste. Sorten mit zugesetztem Zucker, Trockenfrüchten und Schokolade sind nicht ideal. Am besten mischen Sie sich Ihr eigenes Müsli.

Getreide, Mehl und Müsli

Bewertung	Lebensmittel	kcal	Fett	KH
★★★	Buchweizen	340	2	71
★★★	Gerste	320	2	64
★★★	Gerstengraupen	339	1	71
★★★	Grünkern	324	3	63
★★★	Hafer	353	7	60
★★★	Haferflocken	370	7	63
★★★	Hirse	331	4	64
★★	Mais	331	4	65
★	Maisgrieß (Polenta)	345	1	74
ϟ	Maisstärke	351	< 1	86
★	Reis, geschält	349	1	78
★★	Reis, parboiled	351	1	79
★★★	Reis, ungeschält	349	2	74
ϟ	Reisstärke	348	0	85
★★★	Roggen	294	2	60
★★★	Roggenvollkornmehl	294	2	60
★★★	Weizen	313	2	61
★★	Weizengrieß	326	1	69

Bewertung	Lebensmittel	kcal	Fett	KH
★★★	Weizenkeime	314	9	31
★★★	Weizenkleie	172	5	17
★★	Weizenmehl, Type 1050	334	2	67
★	Weizenmehl, Type 405	337	1	71
★★★	Weizenvollkornmehl	309	2	60

Brot und Brötchen

Bewertung	Lebensmittel	kcal	Fett	KH
ϟ	Baguette	248	1	51
ϟ	Brötchen, hell	248	1	51
★★★	Fit For Fun balance Brot, Pema	191	3	34
★★	Fitness Brot, Pema	207	4	33
ϟ	Fladenbrot	235	1	48
★★	Grahambrot	212	1	41
★	Graubrot	210	1	44
★★	Graubrot mit Kleie	208	1	43
★★	Knäckebrot (Roggen)	336	1	70
★	Knäckebrot (Weizen)	359	2	73
★	Laugengebäck	340	3	69
★★★	Pumpernickel	188	1	38
★★	Roggenbrötchen	223	1	46
★	Roggenmischbrot	210	1	44
★★★	Roggenvollkornbrot	188	1	38
★★★	Spezial leicht, Pema	161	2	31
★	Toastbrot	253	3	48
★★★	Vollkornbrot mit Kleie	187	1	37
★★★	Vollkornbrot mit Sonnenblumenkernen	204	3	37
★★★	Vollkornbrötchen	222	2	43
★★★	Vollkornmischbrot	207	1	41
★★★	Wasa Vollkorn Knäckebrot	170	2	66

Bewertung	Lebensmittel	kcal	Fett	KH
ϟ	Weißbrot	235	1	48
★★★	Weizenvollkornbrot	212	1	41

Müsli

Bewertung	Lebensmittel	kcal	Fett	KH
ϟ	10-Früchte-10-Vitamine-Müesli, Schneekoppe	330	4	64
ϟ	8-Früchte-Müsli, GranoVita (R)	347	10	55
★	Ballaststoff-Müesli, Schneekoppe	295	3	57
ϟ	Bircher Müesli, Dr. Ritter (R)	322	4	61
★	Corn Flakes Vollkorn, Kellogg's	324	2	67
ϟ	Cornflakes	355	1	79
ϟ	Früchte-Müsli	340	6	60
★	Haferfleks mit Kleie, Kölln	351	7	54
ϟ	Reiscrispies	377	1	85
ϟ	Schoko-Müsli	390	12	60
ϟ	Smacks, Kellogg's	376	2	83
★	Vital-Müesli Apfel-Haferkleie, Dr. Ritter (R)	334	4	64
ϟ	Vollkorn-Knusper Amaranth, GranoVita (R)	441	17	57

Teigwaren

Bewertung	Lebensmittel	kcal	Fett	KH
★	Nudeln mit Ei	352	3	68
★★	Nudeln ohne Ei	348	1	70
★★	Sojanudeln	325	5	52
★★	Spätzle	139	3	21
★★	Vollkornnudeln mit Ei	333	4	60
★★★	Vollkornnudeln ohne Ei	323	3	61

Frisch und knackig

Gemüse sollte mehrmals täglich auf Ihrem Speiseplan stehen. Wenn es schnell gehen muss, ist Tiefkühlgemüse eine gute Wahl. Fertig zubereitetes Gemüse enthält häufig auch Fett und wird deshalb weniger gut beurteilt. Obst können Sie in Maßen genießen (etwa zwei bis drei Stück pro Tag), von besonders zuckerreichen Obstsorten wie Trauben, Bananen oder Pflaumen jedoch nur kleine Mengen (etwa eine Handvoll bzw. eine halbe Banane). Äpfel, Birnen, Zitrusfrüchte oder Beeren dagegen sind optimale Nachspeisen oder Zwischenmahlzeiten. Beeren sind übrigens besonders ballaststoffreich. Trockenfrüchte sind die reinsten Zuckerkonzentrate und für Diabetiker deshalb nicht geeignet.

Gemüse

Bewertung	Lebensmittel	kcal	Fett	KH*
★★★	Auberginen	17	0	2
★★★	Bleichsellerie	17	0	2
★★★	Blumenkohl	23	0	2
★★★	Bohnen, grün	25	0	3
★★★	Broccoli	26	0	3
★★★	Chicoree	17	0	2
★★★	Chinakohl	14	0	1
★★★	Erbsen, grün	82	0	12
★★★	Feldsalat (Rapunzel)	14	0	1
★★★	Fenchel	25	0	3
★★★	Grünkohl	37	1	3
★★★	Gurke	12	0	2
★★★	Knoblauch, 1 Zehe (2 g)	3	0	< 1
★★★	Knollensellerie	19	0	2
★★★	Kohlrabi	25	0	4
★★★	Kopfsalat	12	0	1
★★★	Kresse (Gartenkresse)	38	1	2

Bewertung	Lebensmittel	kcal	Fett	KH*
★★★	Küchenkräuter im Durchschnitt, 1 TL (2 g)	1	< 1	< 1
★★★	Kürbis	27	0	5
★★★	Möhren	26	0	5
★★★	Paprikaschoten	20	0	3
★★★	Porree	26	0	3
★★★	Radicchio	14	0	2
★★★	Radieschen	15	0	2
★★★	Rettich	14	0	2
★★★	Rosenkohl	36	0	3
★★★	Rotkohl	23	0	4
★★★	Schnittsalat (Pflücksalat)	20	0	3
★★★	Schwarzwurzeln	17	0	2
★★★	Sojasprossen	52	1	5
★★★	Spargel	18	0	2
★★★	Spinat	17	0	1
★★★	Tomaten	17	0	3
★★★	Weißkohl	25	0	4
★★★	Zucchini	19	0	2
★★	Zuckermais	89	1	16
★★★	Zwiebeln	28	0	5

Gemüseprodukte und Tiefkühlgemüse

Bewertung	Lebensmittel	kcal	Fett	KH*
★★★	Bohnensalat, Sauerkonserve	20	0	2
★★	Buttergemüse, Iglo	104	6	10
★★★	Edler Garten Mix, Frosta	28	< 1	3
★★	Erbsen grün, Konserve	70	0	10
★★★	Gewürzgurken, Sauerkonserve	16	0	2

* enthaltene Kohlenhydrate müssen nicht angerechnet werden

Bewertung	Lebensmittel	kcal	Fett	KH*
★★	Mixed Pickles	36	0	6
★★	Oliven	143	14	2
★★	Rahm-Blumenkohl, Iglo	95	7	5
★★	Rahmspinat, Iglo	63	3	5
★★★	Rote Beete, Sauerkonserve	30	0	6
★★★	Rotkohl, Konserve	19	0	3
★★★	Sauerkraut, Konserve	16	0	1
★★★	Senfgurke, Sauerkonserve	14	0	2
★★	Suppengemüse mit würziger Gemüsebrühe, Iglo	123	10	6
★★★	Suppengemüse, Iglo	36	0	7
★★★	Tomaten, Konserve	11	0	2
★★★	Wok Mix, Frosta	28	< 1	4

Pilze

Bewertung	Lebensmittel	kcal	Fett	KH*
★★★	Austernpilze	10	< 1	4
★★★	Champignons	15	< 1	1
★★	Champignons, Konserve	14	0	0
★★★	Pfifferlinge	11	1	0
★★★	Shiitakepilze	42	< 1	12
★★★	Steinpilze	20	< 1	1

Obst und Trockenfrüchte

Bewertung	Lebensmittel	kcal	Fett	KH
★★	Ananas	59	0	13
★★	Äpfel	52	0	11
★★	Aprikosen	42	0	9

* enthaltene Kohlenhydrate müssen nicht angerechnet werden

Bewertung	Lebensmittel	kcal	Fett	KH
ϟ	Aprikosen, getrocknet	249	1	50
★★	Avocado	217	24	0
★	Bananen	95	0	21
★★	Birnen	52	0	12
★★★	Brombeeren	30	1	3
ϟ	Datteln, getrocknet	285	1	66
★★★	Erdbeeren	32	0	6
★★	Feigen	63	1	13
ϟ	Feigen, getrocknet	284	2	58
★★	Grapefruit	50	0	9
★★★	Heidelbeeren	42	1	7
★★★	Himbeeren	34	0	5
★★★	Johannisbeeren	43	0	7
★★	Kirschen	63	0	13
★★	Kiwi	61	1	11
★	Litchi	76	0	17
★★	Mandarinen	50	0	10
★★	Mango	60	0	13
★★	Nektarinen	57	0	12
★★	Orangen	47	0	9
★★★	Papaya	13	0	2
★★	Pfirsiche	41	0	9
★★	Pflaumen, Zwetschgen	43	0	9
ϟ	Pflaumen, getrocknet	261	1	56
★★	Quitten	39	1	7
★★★	Rhabarber	13	0	1
ϟ	Rosinen, Sultaninen	298	1	66
★★	Wassermelone	38	0	8
★	Weintrauben	71	0	16
★★★	Zitronen	56	1	8
★★★	Zuckermelone, Honigmelone	26	0	5

Hülsenfrüchte, Sojaprodukte, Nüsse und Samen

Bohnen, Linsen, Sojabohnen und alle anderen Hülsenfrüchte sind sehr ballaststoffreich und weisen einen niedrigen glykämischen Index auf. Damit sind sie ideale Lebensmittel für Diabetiker. Sie liefern außerdem wertvolles pflanzliches Eiweiß. Nüsse und Samen enthalten zwar ziemlich viel Fett, doch die ungesättigten Fettsäuren überwiegen. Ein paar Sonnenblumenkerne, Mandeln oder Erdnüsse im Müsli, in Saucen oder über den Salat gestreut, sind deshalb eine gute und durchaus gesunde Ergänzung.

Hülsenfrüchte und Sojaprodukte

Bewertung	Lebensmittel	kcal	Fett	KH*
★★★	Dicke Bohnen (Saubohnen), gegart	99	1	12
★★★	Erbsen, gegart	145	1	22
★★	Erbsen, Konserve gegart, abgetropft	35	0	5
★★★	Kichererbsen, gegart	114	1	16
★★	Kichererbsen, Konserve gegart, abgetropft	27	0	4
★★	Kidney-Bohnen, Konserve	63	0	9
★★★	Linsen, gegart	115	1	18
★★	Linsern, Konserve gegart, abgetropft	28	0	4
★★★	Sojabohnen, gegart	152	10	0
ϟ	Sojabratlinge	347	25	7
ϟ	Soja-Geschnetzeltes, Dr. Ritter (R)	359	5	29
ϟ	Sojawürstchen	362	34	5
★★★	Tofu	77	5	1

* enthaltene Kohlenhydrate müssen nicht angerechnet werden

Bewertung	Lebensmittel	kcal	Fett	KH*
★★	Vegetarische Leberwurst, GranoVita (R)	184	12	12
★★	Vegetarische Wiener, GranoVita (R)	212	16	1
★★★	Weiße Bohnen, gegart	112	1	17

Nüsse und Samen

Bewertung	Lebensmittel	kcal	Fett	KH*
★	Cashewnüsse	568	42	31
★★	Erdnüsse	561	48	8
★	Haselnüsse	636	62	11
ϟ	Kokosnuss	358	37	5
★	Kürbiskerne	560	46	14
★	Leinsamen	372	31	0
★★	Mandeln	569	54	4
★	Pinienkerne	575	51	7
★	Sesam	559	50	10
★	Sonnenblumenkerne	574	49	12
★	Walnüsse	654	63	11

Kartoffeln und Kartoffelprodukte

Kartoffeln sind, wenn sie als Pell- oder Salzkartoffeln auf den Tisch kommen, äußerst gesund und bei Diabetes gut geeignet. Werden sie in Form von Püree verzehrt, ist der glykämische Index leider sehr hoch. Diabetiker sollten diese Zubereitungsart deshalb meiden. Auch alle gebratenen und frittierten Varianten wie Pommes, Kroketten oder Bratkartoffeln sind weniger geeignet, da sie in dieser Form viel Fett und viele Kalorien liefern.

* enthaltene Kohlenhydrate müssen nicht angerechnet werden

Kartoffeln und Kartoffelprodukte

Bewertung	Lebensmittel	kcal	Fett	KH
★★	Bratkartoffeln	117	7	12
★★	Kartoffelgratin	107	6	11
★★	Kartoffelklöße aus Knödelpulver halb und halb	96	< 1	22
★	Kartoffelkroketten	150	8	16
★★★	Kartoffeln	69	< 1	14
★	Kartoffelpuffer	153	7	19
★	Kartoffelpüree aus Trockenprodukt	96	5	11
★★★	Kartoffelsalat „westfälisch" mit Speck und Weißkohl	54	1	8
★	Kartoffelsalat mit Mayonnaise	101	5	13
★★	Klöße von rohen Kartoffeln (Thüringer Klöße)	79	2	12
★★	Pommes frites	124	5	17
★★	Schupfnudeln	127	2	22

Für Schleckermäuler

Süßes ist für Diabetiker zwar nicht mehr verboten, sollte aber trotzdem unter der Rubrik „Genuss" und nur in kleinen Mengen eingeplant werden. Diabetiker-Süßigkeiten sind nicht günstiger zu beurteilen als normale Süßigkeiten. Sie enthalten fast immer Zuckeraustauschstoffe und oft noch reichlich Fett. Obst- oder Hefekuchen, Quark- und Jogurtspeisen oder eine kleine Kugel Eis können den Süßhunger stillen ohne den Blutzuckerspiegel stark zu belasten. Bevorzugen Sie Süßspeisen, die mit Süßstoff gesüßt sind. Weniger geeignet sind Produkte, die ihre Süße durch Fruchtzucker oder Sorbit erhalten.

Kuchen

Bewertung	Lebensmittel	kcal	Fett	KH
⚡	Apfelkuchen, gedeckt aus Mürbeteig	229	9	34
★	Apfelstrudel	165	6	26
⚡	Bienenstich	300	16	33
★	Biskuit-Obsttorte	157	2	31
★	Biskuitrolle mit Erdbeeren und Sahne	216	12	24
⚡	Blätterteig, tiefgefroren	375	24	35
⚡	Comtess Zitronenkuchen, Bahlsen	431	23	51
⚡	Diät Comtess Zitronenkuchen, Bahlsen	400	22	56
⚡	Dresdner Stollen	408	22	47
★	Erdbeer-Sahne-Krem-Rolle, Eismann (H)	250	13	22
⚡	Käsekuchen aus Mürbeteig	276	14	28
★	Käsesahnetorte	209	6	31
⚡	Linzertorte	417	24	44
⚡	Mandel-Bienenstich, Eismann (H)	316	16	37
⚡	Marmorkuchen	391	22	43
★	Muffins mit Schokolade	286	12	37
⚡	Nusskuchen	456	32	35
★	Obstkuchen	229	9	34
⚡	Sachertorte	337	14	46
⚡	Schokoladen-Nuss-Torte aus Rührmasse	412	25	41
★	Schwarzwälder Kirschtorte	247	16	21
⚡	Streuselkuchen aus Hefeteig	376	15	54
★	Zwetschgenkuchen aus Mürbeteig	212	9	27

Kekse und Kleingebäck

Bewertung	Lebensmittel	kcal	Fett	KH
ϟ	Akora Vollmilch, Bahlsen	380	9	69
★	Berliner (Pfannkuchen)	322	13	43
ϟ	Buttergebäck aus Mürbeteig	498	26	60
ϟ	Butterkeks	480	21	62
ϟ	Diät Choco Leibniz Vollmilch, Bahlsen	510	27	60
ϟ	Diät Gebäck Schoko, Bahlsen	477	20	68
ϟ	Diät Gebäck Zitrone, Bahlsen	470	18	68
ϟ	Diät Leibniz Butterkeks, Bahlsen	433	11	77
ϟ	Diät Mini Fruchtwindbeutel Aprikose, Bofrost	326	23	24
ϟ	Diät-Mandelhörnchen, Schneekoppe	464	28	44
ϟ	Diät-Markenzwieback, Brandt	415	7	77
ϟ	Diät-Mürbekeks, Schneekoppe	381	14	61
ϟ	Donuts mit Mandeln	392	20	45
★	Haferflocken-Nussgebäck	473	31	43
ϟ	Löffelbiskuit	414	8	72
ϟ	Nürnberger Lebkuchen	399	14	62
★	Nusshörnchen aus Hefeteig	390	23	40
★	Plundergebäck	309	14	40
ϟ	Russisch Brot	381	1	83
ϟ	Schoko Zwieback, Brandt, Stück	453	18	64
ϟ	Schweinsohren	501	30	53
ϟ	Spekulatius	489	26	57
★	Vollkornkekse	471	24	52
ϟ	Windbeutel	463	28	37
ϟ	Zimtsterne	455	26	44
ϟ	Zwieback	365	4	71

Süßigkeiten

Bewertung	Lebensmittel	kcal	Fett	KH
★	After Eight, Stück	35	1	6
★	Bitterschokolade	394	18	46
★★	Choco Crossies, Stück	21	1	2
⚡	Diät-Knusperriegel Jogurt, Schneekoppe	566	38	46
⚡	Diät-Schokolade Nougat, Schneekoppe	565	37	47
★	Diät-Schokolade Schokolé Orange, Schneekoppe	354	20	52
⚡	Goldbären, Haribo	340	0	78
⚡	Kaugummi	387	0	95
⚡	Lakritze	375	1	86
⚡	Maoam Kaubonbons, Haribo	387	6	82
⚡	Marzipan	459	18	69
⚡	Marzipanschokolade	502	32	42
★★	Milch-Schnitte, Ferrero, Stück	117	7	10
★	Müsli-Riegel	375	19	44
⚡	Nougat	474	21	65
★	Nuts, Stück	250	13	31
⚡	Pick up, Bahlsen	504	25	64
⚡	Rumkugeln	403	10	69
⚡	Saure Pommes, Haribo	345	0	80
⚡	Trauben-Nuss-Schokolade	436	13	76
⚡	Trüffelpralinen	519	32	53
⚡	Vollmilch-Nuss-Schokolade	521	32	49
⚡	Vollmilchschokolade	536	32	54
⚡	Vollmilchschokolade für Diabetiker	409	10	67
⚡	Weinbrand-Bohne	387	6	69
⚡	Weiße Schokolade	542	30	62
⚡	Zartbitterschokolade	496	33	44

Desserts

Bewertung	Lebensmittel	kcal	Fett	KH
★	Apfelmus, Apfelkompott	66	< 1	15
★	Apfelpfannkuchen	144	8	14
ϟ	Bayerische Creme	215	16	14
★	Bratäpfel mit Vanillesoße	76	2	13
★	Götterspeise Himbeer, Dr. Oetker	77	0	18
ϟ	Grießbrei mit Rosinen und Äpfeln, Maggi Süße Terrine, Becher	339	10	53
★	Grießflammeri	125	5	15
★	Grießpudding Natur, Landliebe	155	9	16
ϟ	Kaiserschmarrn	248	13	26
★	Milchreis mit Zucker und Zimt	130	3	21
★	Mousse au Chocolat	207	13	19
★	Pfirsich Melba	178	6	29
★	Pflaumenkompott	59	< 1	13
★★	Quarkspeise mit Erdbeeren	100	1	15
★	Reisbrei	124	4	17
★	Rote Grütze	68	< 1	15
★	Rote Grütze „Diabetiker“ mit Bourbon-Vanille-Sauce, Dr. Oetker	64	1	11
★	Rotwein Mousse, Nestlé	186	10	21
★	Sahne-Pudding Bourbon-Vanille, Dr. Oetker	153	9	16
★	Schokoladenpudding mit Vanillesoße	130	3	22
★	SojaDessert Vanille, Vitaquell (R)	85	2	14
★	Topfenpalatschinken (Quarkpfannkuchen)	175	5	23
★	Vanillepudding	126	3	21

Eis

Bewertung	Lebensmittel	kcal	Fett	KH
★★	Capri, Langnese, Stück	52	< 1	13
★★	Caretta Orange, Schöller, Stück	52	0	13
ϟ	Chocolat Chips, Mövenpick	240	12	28
★	Citronen Sorbet, Mövenpick	124	< 1	29
ϟ	Cornetto Haselnuss, Langnese, Stück	248	14	28
★	Cremissimo Leichter Genuss, Vanille, Langnese	165	5	27
★	Diätbecher Schoko/Vanille, Eismann (H)	149	5	24
★	Eisgenuss f. Diabetiker Erdbeer, Langese , Stück	98	4	13
★	Eisgenuss f. Diabetiker Schokolade, Langese, Stück	93	4	11
★★	Erdbeereis	105	2	19
★	Fruchteis	132	1	28
ϟ	Macao Mandel, Schöller, Stück	298	20	25
ϟ	Magnum classic, Langnese, Stück	282	17	27
ϟ	Maple Walnuts, Mövenpick	272	16	27
★	Nucki Erdbeer, Schöller, Stück	183	6	20
ϟ	Nucki Nuss, Schöller, Stück	247	15	25
★	Peach Yogurt, Manhattan	189	8	25
★	Schokoladeneis	191	10	22
ϟ	Schwarzwälder Kirsch, Mövenpick, Stück	255	11	33
★	Vanilleeis	178	9	20
★	Vanilleeis mit Schlagsahne und Früchten	126	8	12
ϟ	Viennetta, Pfirsich-Maracuja, Langnese	254	16	24
ϟ	Zitroneneis	134	< 1	31

Zum Kochen und Verfeinern

Ohne Würze – süß oder pikant – schmeckt es nicht. Gewürze, Würzmittel, Saucen oder dergleichen sind in der Regel für Diabetiker geeignet. Achten Sie jedoch auf den Zuckergehalt. Steht Zucker weit vorne auf der Zutatenliste, dann ist er auch reichlich enthalten. Ketchup beispielsweise ist sehr zuckerreich.

Gewürze und Würzmittel

Hier erfolgen keine Angaben zu Energie-, Fett- und Kohlenhydratgehalt, da von diesen Produkten nur geringe Mengen verzehrt werden.

Bewertung	Lebensmittel
★★	Essig
★★	Fleischbrühe (Würfel)
★★	Gemüsebrühe (gekörnt)
★★★	Gewürze
★★	Hühnerbrühe (gekörnt)
★★	Kräuter, getrocknet
★	Kräutersalz
★	Maggi
ϟ	Meerrettich Gourmet Sahne, Thomy
★	Meerrettich, Thomy
ϟ	Salz
★★	Senf
★★	Senf süß
★	Sojasoße
★★	Tabasco
★★★	Tomatenmark
★	Worcestersoße

Süßungsmittel

Bewertung	Lebensmittel	kcal	Fett	KH
★★	Ahornsirup, 1 EL (20 g)	55	0	13
ϟ	Apfelkraut, ungesüßt	221	2	49
ϟ	Birnenkraut, ungesüßt	208	1	49
ϟ	Brauner Zucker	396	0	97
ϟ	Fruchtzucker	405	0	100
★	Honig, 1 EL (20 g)	61	0	15
★★★	Süßstoffe (Acesulfam, Cyclamat, Saccharin, 1 g)	2	0	0
ϟ	Traubenzucker	405	0	100
★	Vanillinzucker, Päckchen	49	0	12
ϟ	Zucker	405	0	100
★	Zucker, 1 EL (20 g)	81	0	20
★	Zuckeraustauschstoffe Sorbit, Xylit, Mannit	236	0	99

Diverse Koch- und Backzutaten

Auch hier erfolgen keine Angaben zu Energie-, Fett- und Kohlenhydratgehalt, da von diesen Produkten ebenfalls nur geringe Mengen verzehrt werden.

Bewertung	Lebensmittel
★★★	Agar-Agar
★★	Backpulver
★★★	Gelatine
★★	Hefe
★	Kakaopulver
ϟ	Kokosraspeln
ϟ	Mohn
ϟ	Tortengusspulver
ϟ	Vanillinzucker

Für die schnelle Küche

Fertigprodukte füllen inzwischen immer mehr Regale im Supermarkt. Viele dieser Produkte sind auch für Diabetiker geeignet. Lesen Sie jedoch vor dem Kauf unbedingt die Zutatenliste und die Nährwertinformationen. Achten Sie dabei besonders auf den Kohlenhydrat- und Fettgehalt. Ergänzen Sie schnelle Mahlzeiten mit frischem Gemüse, Salat oder Obst.

Suppen

Bewertung	Lebensmittel	kcal	Fett	KH
★★	Broccolicreme Suppe, Knorr activ, Teller	152	10	12
★★	Buchstaben Suppe, Knorr Suppenliebe, Teller	93	1	17
★★	Champignon-Cremesuppe, Maggi Meisterklasse, Teller	120	5	14
★★★	Chinesische Gemüsesuppe, Maggi Meisterklasse, Teller	98	5	11
★★	Chinesische Nudel-Suppe, Knorr activ instant, Portion	110	2	20
★★	Gemüse-Nudel-Suppe, Maggi Suppen Mahlzeit, Teller	134	1	25
★	Gulaschsuppe, Konserve	110	6	3
★★	Hühnersuppe mit Nudeln, Maggi Meisterklasse, Teller	52	2	7
★★★	Kartoffel-Lauch-Suppe mit Knuspercroutons, Du darfst, Portion	98	3	15
★★	Rindfleisch-Suppe mit Nudeln, Knorr Suppenliebe, Teller	72	1	13
★★★	Serbische Bohnensuppe, Konserve	61	3	6

Bewertung	Lebensmittel	kcal	Fett	KH
★★★	Spargel-Cremesuppe, Maggi Meisterklasse, Teller	96	4	13
★★	Spargelsuppe mit Schnittlauch, Knorr aktiv, Teller	153	10	11
★★★	Tomatencreme mit Croutons, Maggi Heißer Becher, Portion	76	3	10
★★	Tomatencremesuppe Mallorca, Knorr Feinschmecker, Teller	122	4	18
★★★	Tomatensuppe mit Reis, Maggi Meisterklasse, Teller	93	1	19
★★	Waldpilzsuppe, Knorr Feinschmecker, Teller	152	10	12
★★★	Zwiebelsuppe, Knorr Feinschmecker, Teller	73	3	9

Saucen, Dips und Dressings

Bewertung	Lebensmittel	kcal	Fett	KH
★	Barbecue-Grillsoße	146	< 1	31
★	Béchamelsauce, Les Sauces, Thomy	218	21	5
★	Curryketchup	110	< 1	24
★	French-Dressing	208	21	5
★	Hollandaise, Les Sauces, Thomy	238	24	5
★★	Jäger Soße, Knorr Basis, ¼ l	83	3	12
ϟ	Jogurt-Salat-Creme, Thomy	298	26	13
★	Mayonnaise leicht	368	36	5
ϟ	Mayonnaise, 80 % Fett	743	83	2
ϟ	Pesto alla Genovese, Barilla	536	56	3
★	Pesto Verde, Bertolli	391	39	4
★★★	Pfeffersauce, Maggi Delikatess Soßen	46	2	5

Bewertung	Lebensmittel	kcal	Fett	KH
ϟ	Remoulade	641	65	15
★	Salatcreme, 25 % Fett	274	25	12
★★	SalatFix Balsamico, Kühne	97	5	11
★	SalatFix Jogurt, Kühne	213	19	8
ϟ	Salatmayonnaise, 50 % Fett	482	52	5
★★	Salsa ai Funghi, Buitoni	170	14	6
★★	Sauce Basilico, Knorr Spaghetteria	61	1	11
★★	Schaschliksoße	75	2	10
ϟ	Thousand-Islands-Salatdressing	468	48	7
★	Tomatenketchup	110	< 1	24
★★★	Tomato al Gusto Bolognese, Knorr	71	2	8
★	Tzatziki-Sauce, Knorr Schlemmersaucen	219	21	8

Fertiggerichte und Convenience-Produkte

Bewertung	Lebensmittel	kcal	Fett	KH
★★	Alaska-Seelachsfilet in heller Kräutersauce, Du darfst, Portion	241	9	20
★★★	Asiatische Gemüse Pfanne, Frosta	61	3	7
★★★	Bauernpfanne, Eismann (H)	70	2	11
★	Bratkartoffeln, Pfanni Frischepack, Packung	328	8	56
★★	Broccoli-Käse-Medaillons, Eismann (H), Stück	116	5	14
★	Cevapcici, Eismann (H)	232	18	<1
★★★	Chinesische Gemüsepfanne, Bofrost	85	6	6

Bewertung	Lebensmittel	kcal	Fett	KH
★★	Deftiger Erbsentopf mit Speck, Knorr, Teller	180	3	27
★★★	Fischer Pfanne Portofino, Frosta	80	2	10
★	Fisch-Frikadellen Büsumer Art, Frosta	176	8	15
★★	Fischstäbchen paniert	118	1	13
★★	Fischtopf „Rügener Art“, Bofrost	112	8	3
ϟ	Gemüseravioli, Maggi, Dose (800 g)	608	10	112
ϟ	Hackfleisch Nudeln, Knorr Hüttenschmaus, Beutel	516	5	94
★★★	Hähnchen Geschnetzeltes, Frosta	131	5	14
★	Huhn Toscana, Du darfst, Portion	328	8	40
★	Intermezzo Schinken-Sauerrahm, Teigschiffchen Dr. Oetker, Stück	253	12	29
★★★	Italienische Gemüse Pfanne, Frosta	64	4	4
★	Kartoffelpüree „Das Lockere“, Pfanni, Portion	147	3	25
★	Kartoffel-Sahne-Gratin (Gratin Gourmet), Bofrost	174	12	12
★★★	Kohlrouladen, Eismann (H)	107	7	5
★★	Lasagne Bolognese	156	6	17
★★	Lasagne Verdi, Eismann (H)	116	4	16
★★	Linsen-Eintopf mit Speck, Maggi Suppen Mahlzeit, Teller	236	4	40
★★	Linsentopf mit Kartoffeln, Maggi 5 Minuten Terrine, Becher	236	7	32

Bewertung	Lebensmittel	kcal	Fett	KH
★★	Nudel-Eintopf mit Rindfleisch, Maggi Suppen Mahlzeit, Teller	170	3	29
★	Pilz-Tagliatelline in cremiger Pilz-Sauce, Maggi Pastaria, Portion	319	9	46
★	Pizza Salami, Bistro Mikrowellensnack, Iglo, Portion	286	11	35
ϟ	Pizza Texas, Big Big Americans, Dr. Oetker, 1 Pizza	1269	61	130
ϟ	Pizza Tonno, Eismann (H), 1 Pizza	884	36	92
★	Schlemmer-Filet à la Bordelaise, Iglo, Portion	333	19	13
★★	Schlemmer-Filet Gemüsegarten, Iglo, Portion	203	8	8
★	Schwäbische Käse-Spätzle, Maggi Wirtshaus, Portion	257	7	40
★	Semmel-Knödel in Kochbeuteln, Pfanni, Portion	263	7	43
★	Spaghetti Bolognese, Knorr Spaghetteria, Portion	295	3	55
★	Spaghetti Bolognese, Maggi 5 Minuten Terrine, Becher	282	12	36
★	Speck-Knödel in Kochbeuteln, Pfanni, Portion	290	12	37
★★★	Tagliatelle Salmone, Frosta	145	7	15
ϟ	Tortelloni Käse-Sahne, Knorr TK, Packung	616	29	70
★★	Vegetale-Pasta mit Gemüse Tomaten Sauce, Knorr Spaghetteria, Portion	265	3	50
★	Virginia Chicken Nuggets, Zimbo	279	19	11
★★	Würziger Nudeltopf mit Klößchen, Knorr	156	5	22

Herzhafte Brotaufstriche und Feinkostsalate

Bewertung	Lebensmittel	kcal	Fett	KH
★★	Apfel-Sellerie Brotaufstrich mit Jogurt, GranoVita (R)	155	11	12
ϟ	Bertolli Brotaufstrich	579	64	1
★	Bio Streichfein Kräuter, Heirler (R)	268	24	5
★	Brotaufstrich 24 %, Du darfst	255	24	6
★	Brunch & Paprika-Peperoni Brotaufstrich	226	21	5
★	Crema Tomate-Basilikum, Becel	244	21	8
★	Eiersalat mit Käse und Wurst	203	16	1
ϟ	Fleischsalat	312	30	5
ϟ	Freiburger Schmalztöpfle mit Zwiebeln und Äpfeln, Tartex (R)	832	90	3
★	Geflügelsalat mit Ananas und Pilzen	219	18	3
★★	Geflügelsalat, Du darfst	154	10	9
★★	Gemüsesalat mit Mayonnaise	87	6	5
★	Hefeaufstrichpaste mit Champignons	192	17	4
★★	Heringssalat mit roten Beeten und Äpfeln	152	11	6
ϟ	Holstener Liesel, GranoVita (R)	837	90	6
★	Krabben-Cocktail mit Mayonnaise	160	13	5
★	Krabbensalat, Du darfst	158	12	7
★	Meeresfrüchte-Cocktail mit Balsamico	129	9	2
★★	Mexico Salat, Vitaquell (R)	112	7	8

Bewertung	Lebensmittel	kcal	Fett	KH
ϟ	Pflanzliches Schmalz mit Zwiebeln u. Äpfeln, Vitaquell (R)	830	89	7
★	Rindfleischsalat mit Essigmarinade	244	18	3
★	Tofupastete „Italiana", GranoVita (R)	230	22	2
★★	Tunfischsalat mit Tomaten	103	3	12
★	Vegetabile Pastete Delikatess, Tartex (R)	204	16	8
★	Vegetarischer Fleisch-Salat, Vitaquell (R)	266	26	5
★★	Waldorfsalat mit Mayonnaise	101	7	7

Süße Brotaufstriche

Bewertung	Lebensmittel	kcal	Fett	KH
★	Diät-Fruchtzucker-Pflaumenmus, Schwartau	219	<1	54
★★	Diät-Konfitüre Extra Erdbeer-Rhabarber, Schneekoppe	166	0	40
ϟ	Diät-Nuss-Nougat-Creme, Schneekoppe	560	37	52
ϟ	Erdbeerkonfitüre mit Zucker	268	<1	65
★	Erdnussmus	578	49	11
ϟ	Honig, 2 TL (20 g)	306	0	75
★	Konfitüre/Marmelade mit Fruchtzucker	109	0	30
★★	Konfitüre/Marmelade mit Zuckeraustauschstoff und Süßstoff	69	0	18
★	Mandelmus	597	57	20
ϟ	Nuss-Nougat-Creme	521	30	60
ϟ	Nutella, Ferrero	514	30	54

Durstlöscher

Wasser und Früchte- bzw. Kräutertees stillen den Durst am besten und am gesündesten. Alkohol ist kein Durstlöscher, sondern ein Genussmittel. Ein Glas trockener, zuckerarmer Wein kann durchaus ein gutes Essen begleiten. Achten Sie bei der Auswahl auf das gelbe Weinsiegel, es weist auf besonders zuckerarme Weine hin.

Alkoholfreie Getränke

Bewertung	Lebensmittel	kcal	Fett	KH
ϟ	Apfelsaft	49	< 1	11
★	Bitter Lemon	31	0	8
ϟ	Cola Mix	45	0	9
ϟ	Colagetränke	61	0	11
★★	Colagetränke, light	4	0	0
★★★	Früchte- und Kräutertee	1	0	0
★★	Gemüsesaft	32	< 1	5
★	Ice Tea Peach, Lipton	30	0	7
★	Kaffee	2	0	0
ϟ	Limonade	42	0	10
★★	Malzkaffee, Kaffee-Ersatz	2	0	1
★★★	Mineralwasser	0	0	0
★★	Möhrensaft	22	< 1	4
★	Multi-Vitamin-Nektar mit Süßstoff	32	0	6
ϟ	Orangenektar	63	< 1	14
ϟ	Orangensaft	45	< 1	9
★	Orangensaft mit Süßstoff	22	0	4
ϟ	Pfirsichnektar	60	< 1	14
★★	Tee, grün und schwarz	0	< 1	0
★★	Tomatensaft	15	< 1	2
ϟ	Traubensaft	71	< 1	16

Alkoholische Getränke

Bewertung	Lebensmittel	kcal	Fett	KH
★	Bier	42	0	3
★	Bier, alkoholfrei	26	0	5
ϟ	Cognac und Weinbrand	237	0	2
★	Diabetiker-Pils	38	0	1
ϟ	Eierlikör	285	7	28
ϟ	Glühwein	105	< 1	15
ϟ	Klare Branntweine	185	0	0
★	Malzbier	55	0	11
★	Rotwein	66	0	2
★	Sekt und Champagner	79	0	4
★	Sherry	117	0	1
★	Wein-Schorle	37	0	1
★	Weißwein trocken	72	0	0
ϟ	Whisky	250	0	0

Fürs Frühstück

Müsli und Vollkornbrot sorgen für einen guten Start in den Tag. Mit Süßstoff gesüßte Konfitüre und süße Aufstriche sind in Maßen geeignet. Wenn Sie normale, mit Zucker gesüßte Konfitüre verwenden, sollte nur sehr wenig davon aufs Brot, 1 TL muss genügen. Sonst wird die Kohlenhydratportion (Brot + Konfitüre) zu groß. Um Ihr Fettkonto nicht zu belasten, sollten Sie das Streichfett unter Käse oder Wurst reduzieren oder ganz weglassen. Unter Marmelade macht sich auch Quark gut, unter Wurst Senf.

Bewertung	Lebensmittel	kcal	Fett	KH
★★	Butter, 1 TL (5 g)	37	4	0
★	Camembert, 60 % F.i.Tr., Portion (30 g)	109	10	0

Bewertung	Lebensmittel	kcal	Fett	KH
ϟ	Cornflakes, Portion (30 g)	106	< 1	79
★★	Diät-Konfitüre Extra Sauerkirsche, Portion (25 g), Schneekoppe	42	0	10
★★★	Diätmargarine, 1 TL (5 g)	35	4	0
ϟ	Erdbeerkonfitüre mit Zucker, Portion (25 g)	67	< 1	65
★★★	Frischkäse mit Kräutern, 40 % F.i.Tr, Portion (30 g)	43	3	3
★★★	Früchte- und Kräutertee ungesüßt	1	0	0
★	Früchte-Müsli, Portion (50 g)	170	3	60
★★★	Gekochter Schinken, Scheibe (30 g)	34	1	1
★★★	Haferflocken, Portion (30 g)	111	2	19
★★★	Halbfettbutter, Du darfst, 1 TL (5 g)	18	2	1
★★	Kaffee, schwarz	2	0	0
★	Mischbrot mit Butter und Salami, Scheibe	218	13	27
★	Müsli mit Milch, Zucker und Obst, Portion	189	3	23
★	Nuss-Nougat-Creme, Portion (20 g)	104	6	60
ϟ	Orangensaft, Glas (0,2 l)	90	< 1	9
ϟ	Rührei mit Speck, Portion	364	29	1
★	Schoko-Müsli, Portion (50 g)	195	6	60
★★	Tee, grün und schwarz	0	< 1	0
★★	Vollkornbrot mit Butter und Marmelade, Scheibe	213	10	40
★★★	Wasa Sesam Knäckebrot, Scheibe	53	1	9
★	Weißbrot mit Butter und Schnittkäse, Scheibe	259	15	25

Unterwegs und zwischendurch

Unterwegs, in der Pause oder auch am Abend vor dem Fernseher greifen viele zu kleineren oder größeren Snacks. Hier lauern viele Kalorien und viel Fett. Gefährlich ist auch, dass so mancher Imbiss nebenbei und viel zu schnell gegessen wird. Es gibt auch hier gute und weniger gute Alternativen. Am besten schneiden ein belegtes Vollkornbrötchen, Knäckebrot, fettarme Milchprodukte (Jogurt, Quarkspeise, Buttermilch) oder ein Stück Obst ab.

Imbiss

Bewertung	Lebensmittel	kcal	Fett	KH
ϟ	Baguette mit gek. Schinken, Käse, Salat, Tomate, Stück	531	24	47
ϟ	Big Mäc, McDonald's, Stück	504	25	43
ϟ	Bratwurst, Stück	282	26	0
ϟ	Cheeseburger, Stück	339	17	29
ϟ	Chicken McNuggets, McDonald's, 6 Stück	242	13	12
★★	Corny Haselnuss free, Schwartau, Stück	96	4	15
ϟ	Croissant aus Blätterteig, Stück	356	24	31
ϟ	Currywurst mit Curryketchup und Brötchen, Portion	414	24	33
ϟ	Döner, Stück	665	17	84
ϟ	Fischmäc, McDonald's, Stück	410	21	41
★	Fruchtschnitte Aprikosen, GranoVita (R), Stück	153	2	33
ϟ	Fruchtschnitte Orange, Schneekoppe, Stück	350	8	62
★	Fruity Orange, Schwartau, Riegel	123	3	22

Bewertung	Lebensmittel	kcal	Fett	KH
ϟ	Gemüse Mäc, McDonald's, Stück	468	25	52
ϟ	Hamburger, Stück	348	15	38
ϟ	McChicken, McDonald's, Portion	477	25	44
★★	Milch-Schnitte, Ferrero, Stück	117	7	10
★★	Müslix Haselnuss, Kellog's, Stück	110	4	17
★	Pommes frites mit Ketchup, Portion	159	6	23
ϟ	Pommes frites mit Mayonnaise, Portion	278	21	19
ϟ	Schinkenhörnchen aus Blätterteig, Stück	373	29	21
ϟ	Schoko Muffin, McDonald's, Stück	484	29	52
ϟ	Wiener Würstchen mit Kartoffelsalat und Senf, Portion	574	40	34

Zum Knabbern

Bewertung	Lebensmittel	kcal	Fett	KH
★	Erdnussflips	529	35	45
ϟ	Kartoffelchips	535	39	41
ϟ	Käsegebäck aus Blätterteig	527	38	35
★	Kräcker	376	3	75
ϟ	Pistazien, geröstet und gesalzen	615	54	16
★★	Salzstangen	347	1	75
★	Studentenfutter mit Erdnüssen	483	33	30

Restaurant und Kantine

In Restaurant und Kantine wird meist anders gekocht als zu Hause, vor allem in Sachen Fett. Restaurantköche gehen häufig großzügig mit Butter, Öl oder Sahne um. Die Portionen sind oft zu üppig. Stellen Sie Gemüse in den Mittelpunkt der Mahlzeit. Salat, Rohkost oder eine Gemüsesuppe sind prima Vorspeisen. Fleisch und Fisch sind eine gute Ergänzung, wenn sie fettarm zubereitet sind und keine Panade enthalten. Nehmen Sie die Saucen kritisch unter die Lupe. Hier lauert oft viel Fett.

Mit Fleisch und Fisch

Bewertung	Lebensmittel	kcal	Fett	KH
★★	Bratkartoffeln mit Speck und Zwiebeln	104	5	12
★★★	Chinesische Suppe	78	3	4
★★	Cordon bleu vom Kalb	183	9	7
★	Filetsteak mit Kräuterbutter	274	20	1
★★★	Forelle blau	120	3	0
★★	Gulaschsuppe	41	3	2
★★	Jägerschnitzel	115	6	3
★★	Kabeljau, paniert	165	7	9
★★	Kalbsgeschnetzeltes „Zürcher Art“	130	9	2
★	Kalbskotelett „Mailänder Art“	250	16	4
★★	Kalbskotelett natur	184	8	0
★★	Kalbsleber mit Soße „Berliner Art“	124	6	6
★★	Königsberger Klops mit Kapernsoße	139	9	6
★★	Lachsfilets gebraten	170	10	1
★★	Lasagne al forno	150	10	8

Bewertung	Lebensmittel	kcal	Fett	KH
★★★	Linsen-Eintopf mit Wurst und Spätzle	97	4	10
★★	Matjeshering nach Hausfrauenart	194	16	3
★★	Mussaka (Auflauf mit Auberginen und Hackfleisch)	139	11	6
★★	Nasi Goreng	146	6	17
★★★	Nizza-Salat mit Tunfisch	90	6	4
★★	Nudelauflauf (Makkaroni mit Schinken überbacken)	153	5	20
★★	Osso buco milanese	130	8	1
★★	Paella	172	9	13
★★★	Paprikaschoten mit Hackfleischfüllung in Soße	84	5	5
★★★	Pichelsteiner	62	2	8
★	Pizza margherita (mit Tomaten, Mozzarella, Basilikum)	258	5	44
★	Pizza quattro stagioni (mit Schinken, Pilzen, Artischocken)	216	5	34
ϟ	Pizza salami	264	14	26
★★	Putenschnitzel „italienische Art“	188	9	7
★★	Rehkeule mit Preiselbeersoße	177	8	6
★★	Rindergulasch „ungarisch“	113	5	4
★	Schweineschnitzel paniert, gebraten	221	9	16
★★★	Seelachsschnitte in Dillsoße	69	3	3
★	Spaghetti alla carbonara	206	12	18
★★	Spaghetti Bolognese	135	5	13
★★★	Speckscholle	109	3	3
★★	Szegediner Gulasch	105	6	4
★	Tafelspitz mit Meerrettichsoße	157	10	4

Bewertung	Lebensmittel	kcal	Fett	KH
★★	Tintenfische, ausgebacken (Calamares)	112	2	8
★	Wiener Schnitzel	211	8	17
ϟ	Wurstsalat „Schweizer Art"	301	26	3

Vegetarisch

Bewertung	Lebensmittel	kcal	Fett	KH
★★★	Blumenkohl gedünstet, mit Bechamelsoße	68	4	5
★★★	Französische Zwiebelsuppe	78	4	4
★	Frühlingsrolle	233	17	13
★★★	Gazpacho (spanische Gemüsesuppe)	19	1	1
★★★	Gemüsesuppe „italienisch" (Minestrone)	82	5	4
★★★	Griechischer Bauernsalat	110	10	2
★★	Grüne Nudeln mit Gorgonzolasoße	140	6	15
★	Käsespätzle	199	11	16
★★★	Kürbiscremesuppe	68	6	4
★	Makkaroni „vier Käse"	182	10	16
★★	Obstsalat	97	<1	22
★	Omelett mit Käse	198	16	1
★	Risotto mit Butter und Parmesankäse	204	10	22
★	Semmelknödel	163	6	22
★★	Spargel mit Sauce hollandaise	137	14	1
★★★	Spargelcremesuppe	84	5	5
★★★	Tomatencremesuppe	75	5	5
★★	Vollkornpizza mit Tomaten, Zwiebeln, Oliven	157	10	14
★	Zwetschgenknödel	134	3	24

Außer Haus essen

Ein Diabetiker muss keine Diät einhalten. Deshalb ist auch ein Restaurantbesuch oder das Mittagessen in der Kantine kein Problem, wenn ein paar Regeln beachtet werden.

Restaurant

Ein schönes Abendessen kann man sich auch gönnen, wenn man vielleicht das Gewicht reduzieren sollte. Wichtig ist, mit positiver Einstellung und nicht mit schlechtem Gewissen ins Restaurant zu gehen.

Bei der Diabetiker-Schulung oder in der Ernährungsberatung haben Sie gelernt, die Kohlenhydrate einer Mahlzeit abzuschätzen. Wenden Sie dieses Wissen an. Wenn die Kartoffel-, Reis- oder Nudelportion zu groß ist, muss notfalls etwas auf dem Teller zurückbleiben.

Restaurantbesuch – bleiben Sie gelassen

- Gehen Sie nicht ausgehungert zum Essen. Ein Jogurt, etwas Rohkost oder ein Knäckebrot können den Magen leicht füllen und Heißhunger vorbeugen.
- Bestellen Sie gleich Mineralwasser. Alkohol oder andere Getränke ordern Sie besser erst zum Essen.
- Ein Glas Wein zum Essen ist kein Problem. Trinken Sie zum Verdünnen reichlich Mineralwasser.
- Fragen Sie nach der Zubereitung, wenn die Angaben in der Speisekarte ungenau sind.
- Bestellen Sie Fleisch, Gemüse oder Kartoffeln ohne Sauce bzw. lassen Sie sich die Sauce extra reichen.
- Kleine Änderungen bei Beilagen oder im Menü sind meist möglich – notfalls gegen Aufpreis.

- Essen Sie langsam und legen Sie hin und wieder das Besteck weg. So essen Sie weniger und können sich besser am Gespräch beteiligen.
- Restaurantportionen sind häufig sehr groß. Fragen Sie nach einer kleineren Portion oder einem Seniorenteller, auch wenn Sie nicht zu den Senioren gehören.
- Salate sind optimale Vorspeisen, auch Gemüsesuppen – keine Cremesuppen! – bilden einen guten Auftakt.
- Fleisch oder Fisch wählen Sie am besten gegrillt, gedünstet oder gebraten. Auf Panaden und üppige Saucen sollten Sie verzichten.
- Salat und Gemüse liefern viele Vitamine und Mineralstoffe, so gut wie kein Fett und keine anzurechnenden Kohlenhydrate. Die Portionen dürfen deshalb ruhig üppig sein.
- Kartoffeln sind nur in Form von Pell- oder Salzkartoffeln empfehlenswert.
- Der Teller muss nicht leer gegessen werden. Versichern Sie dem Kellner, dass es gut war, aber eben zu viel.
- Eine Tasse Kaffee, ein Espresso oder ein Obstsalat bilden einen guten Abschluss. Ein üppiges Dessert ist nicht immer notwendig.
- Verdauungsschnaps regt die Verdauung keineswegs an, er blockiert sie eher. Kaffee ist besser geeignet.

Deutsche Küche

Gut geeignet	
Vorspeisen	Gemüsesuppe; Tomatensuppe; Zwiebelsuppe; klare Suppen; Salate.
Hauptgerichte	Alle mageren Fleischsorten (Saucen extra reichen lassen); Schnitzel ohne Panade; Steak; Hähnchenbrust; Putenschnitzel.
Beilagen	Alle Gemüsesorten; Salate; Kartoffelsalat ohne Mayonnaise; Reis; Nudeln; Pell- oder Salzkartoffeln.
Desserts	Rote Grütze; kleiner Obstsalat; Quarkspeise; kleines Eis ohne Sahne; Kaffee.

Italienisches Restaurant und Pizzeria

Gut geeignet	
Vorspeisen	Minestrone; Tomatensuppe; gegrilltes Gemüse; Tomaten mit Mozzarella; gemischter Salat.
Primi Piatti und Hauptgerichte	Nudeln mit Gemüsesaucen; Spaghetti Bolognese; Penne all'arrabbiata; Nudeln mit Meeresfrüchten oder Muscheln; großer Salat; Fisch oder Fleisch gegrillt mit Gemüse und Kartoffeln.
Desserts	Kleines Eis ohne Sahne; etwas Obst oder Obstsalat; Cappuccino (mit Milch); Espresso.

Asiatisches Restaurant

Gut geeignet	
Vorspeisen	Scharf-saure Suppe; Hühnersuppe mit Gemüse; Sushi.
Hauptgerichte	Gerichte aus dem Wok (Gemüse, Fleisch oder Fisch); Reis oder Glasnudeln mit Gemüse; Fleisch und Fisch (sofern nicht gebacken); Gemüse-, Fleisch- oder Fischcurry; gedämpftes Gemüse; gedämpfter Fisch.
Desserts	Obst oder Obstsalat; kleines Eis.

Einladungen

Als Diabetiker müssen Sie Einladungen zu Festen oder zum Essen natürlich nicht ablehnen. Normalerweise findet sich immer etwas Geeignetes. Gute Freunde haben Verständnis, wenn Sie vielleicht nur eine kleine Portion essen oder auf manches verzichten. Wenn Sie selbst Gastgeber sind, können Sie das Angebot entsprechend gestalten. Bieten Sie Salate, Rohkost oder frisches Obst an. Sorgen Sie außerdem dafür, dass immer genügend Wasser und andere alkoholfreie Getränke zur Verfügung stehen.

Unterwegs und zwischendurch

Damit unterwegs kein Heißhunger aufkommt, und der Geruch aus der Imbissbude nicht allzu häufig verführt, sollten Sie Mahlzeiten bewusst einplanen und nicht achtlos nebenbei essen. Denn wenn Sie langsam und bewusst essen, werden Sie leichter satt und die Kohlenhydrate gehen nicht allzu schnell ins Blut. Sie sollten immer einen gesunden Snack in der Tasche haben. Gut geeignet sind Jogurt, Obst, Knäckebrot oder ein belegtes Brötchen. Ein Getränk sollte ebenfalls immer dabei sein.

Wenn Sie unterwegs sind, sollten Sie außerdem immer ein Päckchen Traubenzucker in der Tasche haben. So können Sie im Falle einer drohenden Unterzuckerung (Hypoglykämie) rasch reagieren.

Bei der Arbeit

Am Schreibtisch nebenbei ein Müsliriegel, in der Mittagspause schnell eine Currywurst, am Nachmittag ein Glas Sekt und Häppchen beim kleinen Umtrunk mit Kollegen, kommt Ihnen das bekannt vor? Auch wenn der Arbeitsalltag manchmal stressig ist, Zeit für eine gesunde Mahlzeit muss sein. Zugegeben, manchmal macht es etwas Mühe, Ihre Gesundheit sollte Ihnen diese Mühe jedoch wert sein.

In der Kantine

Ein gemeinsames Essen mit den Kollegen lockert den Arbeitsalltag auf. Schön, wenn es eine gute Kantine gibt. In den meisten Fällen lässt sich in der Kantine ein Mittagessen zusammenstellen, das auch für einen Diabetiker gut geeignet ist. Nehmen Sie sich Zeit, um das Angebot in aller Ruhe zu studieren. Manchmal hat sich eine gewisse Routine eingeschlichen und man greift aus Gewohnheit zum Tagesangebot. Vielleicht gibt es ein Salatbuffet oder ein vegetarisches Gericht mit viel Gemüse. Leichte Kost und kleine Portionen erleichtern nach der Pause den Wiedereinstieg in die Arbeit. Ein üppiges fett- und eiweißreiches Essen liegt schwer im Magen und belastet den Stoffwechsel. Die anstrengende Verdauungsarbeit entzieht dem Kopf wertvolle Energie. Die Folge: Müdigkeit und Konzentrationsschwierigkeiten. Wenn die Mittagspause nicht zu knapp bemessen ist, reicht es vielleicht noch für einen kleinen Spaziergang. Vor allem im Winter ist es für Berufstätige oft die einzige Möglichkeit ein paar Sonnenstrahlen einzufangen.

Selbstversorgung

Wenn es im Betrieb keine Kantine gibt, dann haben Sie wahrscheinlich schon verschiedene Varianten der Selbstversorgung ausprobiert. Imbiss und Schnellrestaurant bieten meist fettreiche und ballaststoffarme Speisen an. Gemüse ist auch selten zu bekommen. Die bessere Variante ist das Selbstgemachte. Zugegeben, das macht ein bisschen Arbeit, bei guter Planung hält sich der Zeitaufwand jedoch in Grenzen. Planen Sie bei der Zubereitung des Abendessens schon das Mittagessen für den nächsten Tag ein. Wenn es Nudeln, Reis oder Pellkartoffeln gibt, kann man einfach die entsprechende Menge mehr kochen und daraus einen Salat zum Mitnehmen zubereiten.

Nicht nur belegte Brote

- Belegen Sie Brote nicht schon am Abend. Nehmen Sie Brot und Belag getrennt mit. Beides bleibt in Frischhaltefolie oder einer gut schließbaren Dose frisch.
- Peppen Sie Ihre Brote kurz vor dem Verzehr mit Radieschen, Paprikastreifen, Kresse oder Gurkenscheiben auf. Das bringt Frische und Vitamine.

- Variieren Sie beim Brotbelag: Schnittkäse und Camembert (bis 30% Fett i.Tr.), magerer Schinken, Putenschinken, Kräuterquark, Tomatenscheiben oder pflanzliche Brotaufstriche (auf Fettgehalt achten!) sind gut geeignet.
- Wurst und Käse brauchen keine Fettunterlage.
- Probieren Sie mal Gemüsesticks (aus Möhren, Paprika, Kohlrabi) mit Kräuterquark.
- Salat lässt sich gut mitnehmen. Er muss jedoch im Kühlschrank aufbewahrt werden. Nehmen Sie Salat und Dressing immer getrennt mit. Gut geeignet sind Blattsalate, Möhren, Kohlrabi, Fenchel, Tomaten oder Gurken. Das Gemüse und das Dressing können Sie schon am Abend vorbereiten. In einer gut verschließbaren Box hält es sich frisch.
- Sattmacher-Salate wie Nudel-, Reis- oder Kartoffelsalat bringen Sie ebenfalls gut durch den Arbeitstag. Ergänzen Sie die Salate immer mit Gemüse und frischen Kräutern.
- Vergessen Sie das Trinken nicht. Kaffee und (schwarzer) Tee sind keine Getränke, sondern Genussmittel. Wasser, Kräuter- und Früchtetees oder mit Süßstoff gesüßte Limonaden sind gut geeignet.

Pikanter Hirsesalat (1 Portion)

50 g Hirse mit 100 ml Wasser und 1 TL gekörnter Gemüsebrühe aufkochen. Bei geringer Hitze ca. 20 Minuten ausquellen lassen und abkühlen. Aus 1 EL Essig, 1 EL Rapsöl und ½ TL Senf eine Marinade rühren, mit Salz und Pfeffer abschmecken. 4–5 Radieschen in Scheiben schneiden und leicht salzen. 2 Frühlingszwiebeln in Ringe schneiden, 2 Tomaten achteln, ½ Paprikaschote in Streifen schneiden. Gemüse und abgekühlte Hirse mit der Marinade mischen. Salat mit 1 EL Schnittlauchröllchen bestreuen.

Insgesamt ca. 310 kcal, 14 g Fett, 40 g Kohlenhydrate (davon 32 anzurechnen), 12 g Ballaststoffe.

Selbst kochen

Kochen entspannt und macht Laune. Betrachten Sie Kochen nicht länger als lästiges Übel, sondern als schönen Zeitvertreib. Laden Sie doch mal Freunde zum gemeinsamen Kochen ein. Manchmal bietet es sich an, auf Vorrat zu kochen und eine oder zwei Portionen einzufrieren. Wenn es dann schnell gehen muss, können Sie zum selbstgemachten Fertiggericht greifen.

Küchentipps für Einsteiger

Das selbstgekochte Essen soll in erster Linie gut schmecken und gute Laune machen. Es soll aber auch sättigen, den Körper mit den wichtigsten Nährstoffen versorgen, möglichst wenig von den weniger gesunden Stoffen enthalten und den Blutzuckerspiegel nicht belasten. Damit Genuss und Gesundheit stimmen, hier ein paar Tipps:

So frisch wie möglich

Obst und Gemüse enthalten am meisten Vitamine und bioaktive Stoffe, wenn sie ganz frisch verwendet werden. Richten Sie sich beim Einkauf nach den Jahreszeiten und achten Sie auf die Angebote der Saison. Obst und Gemüse sind dann günstiger, schmecken besser und enthalten mehr wertvolle Vitalstoffe.

Sorgsam waschen und putzen

Viele Vitamine und bioaktive Stoffe liegen direkt unter der Schale. Äpfel, Birnen, Tomaten oder Zucchini werden deshalb am besten mit der Schale gegessen. Schälen oder zerkleinern Sie Obst und Gemüse erst nach dem Waschen. Wenn Obst und Gemüse lange im Wasser liegen, werden wasserlösliche Inhaltsstoffe herausgelöst und mit dem Waschwasser weggeschüttet.

Direkt vor der Zubereitung zerkleinern

Zerkleinertes Obst und Gemüse ist besonders anfällig für die vitaminzerstörende Wirkung von Luftsauerstoff, Wärme und Licht. Schneiden Sie die Zutaten deshalb erst kurz vor dem Zubereiten klein und bereiten Sie für Rohkostsalate zuerst das Dressing zu.

Zutaten wiegen und messen

Wird das Öl für die Salatsauce einfach in die Schüssel gegossen, wird es schnell zu viel. Auch Reis, Nudeln, Kartoffeln und andere kohlenhydratreiche Lebensmittel sollten Sie abwiegen. Wer nicht so häufig kocht, verschätzt sich leicht.

Schonend garen

Kurze Garzeiten schonen Vitamine. Dünsten und Kurzbraten sind ideale Garmethoden für Gemüse. Beim Dünsten wird das Gemüse in wenig Wasser bei niedriger Temperatur gar. Benutzen Sie dazu einen breiten Topf mit gut passendem Deckel. Kurzbraten im Wok ist nicht nur in, es ist auch gesund. Werden Gemüse und Fleisch kurz in wenig Fett gebraten, dann bleiben die Nährstoffe erhalten, das Gemüse ist knackig und schmeckt prima. Verwenden Sie dafür Öle, die gut erhitzt werden können, wie Raps-, Oliven-, Erdnuss- oder Sojaöl.

Fettarm garen

Dünsten, Grillen oder Dampfgaren sind fettarme Garmethoden. Wenn Sie braten, dann am besten in einer beschichteten Pfanne. So benötigen Sie für Fleisch, Fisch oder Pfannkuchen kaum Fett. Für größere Braten eignet sich ein Römertopf gut,

Gemüse mit Hähnchenbrust aus dem Wok (2 Portionen)

200 g Hähnchenbrust in Streifen schneiden. ⅛ l Hühner- oder Gemüsebrühe mit 2 EL Sojasauce und 1 TL Sesamöl verrühren. Fleisch darin 10 Minuten marinieren. 2 mittelgroße Möhren in Scheiben schneiden, 100 g kleine Champignons vierteln, ½ Bund Frühlingszwiebeln in etwa 3 cm lange Stücke schneiden. 300 g Broccoli in Röschen teilen. 1 Knoblauchzehe und ein kleines Stück frischen Ingwer fein hacken. Den Wok erhitzen und darin 1 EL Sojaöl sehr heiß werden lassen. Fleisch abtropfen lassen (dabei die Marinade auffangen), braten, bis es fast durch ist, herausnehmen und warm stellen. Ingwer und Knoblauch im verbliebenen Öl anbraten, dann Broccoli zugeben und etwa 5 Minuten braten. Anschließend Möhren, Champignons und Frühlingszwiebeln zugeben. Nach 2 Minuten Marinade angießen, aufkochen lassen. Fleisch zugeben und bei starker Hitze noch 1 Minute mit dem Gemüse mischen, evtl. mit Sojasauce abschmecken. Mit Reis servieren.

Pro Portion (ohne Reis) ca. 280 kcal, 11 g Fett, 12 g Kohlenhydrate (nicht anzurechnen), 12 g Ballaststoffe.

Für dieses Gericht eignet sich auch eine tiefgefrorene Asia-Gemüsemischung. Sie sollte jedoch ungewürzt und ohne Sauce sein.

denn hier kann auf Fettzugabe völlig verzichtet werden. Schmoren Sie Kräuter und Gemüse mit, das gibt Geschmack. Auch beim Garen in Alufolie kommen Sie ganz ohne Fett aus.

Würzen statt salzen

Wenn mit wenig Fett gekocht wird, empfinden manche Menschen das Essen als fade. Denn Fett ist ein Geschmacksträger. Kräuter und Gewürze bringen auch ohne Fett Geschmack und Aroma ins Essen. Mit Salz sollten Sie sparsam sein. Ein Zuviel überdeckt den Eigengeschmack der

Speisen und begünstigt bei dafür empfindlichen Menschen Bluthochdruck.

Schmackhafte Saucen

Nicht jede Sauce muss mit reichlich Sahne, Crème fraîche oder Butter verfeinert werden. Fettarme schmackhafte Saucen erhalten Sie auch, indem Sie gekochtes Gemüse mit Gemüsebrühe fein pürieren. Dann reichen zur Abrundung ein Löffel Sahne oder einige Tropfen gutes Olivenöl. Zum Binden von Saucen können Sie etwas Vollkornmehl verwenden (vor dem Einrühren mit kaltem Wasser glatt rühren) oder besondere Bindemittel, die keine anzurechnenden Kohlenhydrate enthalten, wie Guarkernmehl, Johannisbrotkernmehl oder Konjakmehl. Diese Bindemittel sind z.B. unter den Produktnamen Diät-Bindefix, Nestargel oder Biobin erhältlich. Es gibt auch fertige Fonds (Fleisch-, Geflügel- oder Fischfond), die schon in geringen Mengen das typische Aroma der entsprechenden Lebensmittel hervorheben.

Gut für den Blutzuckerspiegel

Diabetiker können und sollen alles das essen, was Familie und Freunde auch essen. Voraussetzung ist natürlich, dass es sich um eine gesunde und ausgewogene Mischkost handelt. Besonders wichtig ist jedoch eine ballaststoffreiche Kost und die sparsame und richtige Auswahl von Süßungsmitteln.

Mehr Ballaststoffe

Ballaststoffe sind nur in pflanzlichen Lebensmitteln enthalten. Für den Speiseplan heißt das also: weniger tierische und dafür mehr pflanzliche Kost und vor allem mehr Vollkornprodukte.

- Naturreis anstelle von weißem Reis
  Naturreis benötigt eine längere Garzeit. Die beste Zubereitungsart ist das Ausquellen. Dafür wird Reis mit der gleichen Menge Wasser aufgesetzt und aufgekocht. Anschließend lässt man ihn bei geringster Temperatur im geschlossenen Topf (Deckel muss gut schließen) 30 bis 40 Minuten ausquellen. Umrühren ist dabei unnötig. In der Mikrowelle (gleiche Menge Wasser, 20 Minuten bei 600 Watt) ist Naturreis schneller gar.
- Vollkornnudeln anstelle von hellen Nudeln
  Die dunklen Nudeln sind manchmal gewöhnungsbedürftig. Probieren Sie verschiedene Sorten aus, dann merken Sie, welche Ihnen und der Familie schmecken. Sie können auch helle und dunkle Nudeln mischen.
  Pfannkuchen und Waffeln aus Vollkorn
- Mit Vollkornmehl zubereitete Waffeln oder Pfannkuchen schmecken herzhafter, sind aber weniger locker. Bei Waffeln bringt ein halber Teelöffel Backpulver Lockerung; Pfannkuchen werden luftiger, wenn Sie das Eiweiß steif schlagen.
- Gemüse in den Mittelpunkt
  Eine große Portion Gemüse sollte bei keiner Mahlzeit fehlen. Richten Sie sich nach der Saison und variieren Sie bei der Zubereitung. Auch bei vielen Fleischgerichten lässt sich mit etwas Fantasie noch Gemüse unterbringen. Ein Gulasch verträgt reichlich Tomaten, Paprika oder Zwiebeln und eine klassische Hackfleischsauce zu Nudeln kann prima mit Tomaten, Karotten, Paprika oder Pilzen ergänzt werden.
- Salat als Vorspeise
  Genießen Sie vor jeder Mahlzeit eine Salat- oder Rohkostvorspeise. Auf diese Weise bekommt der Körper Ballaststoffe und einen Vitaminschub. Außerdem macht der Salat schon ein wenig satt und die Portion des nachfolgenden Hauptgerichts kann dann ein bisschen kleiner ausfallen.

Haferflockenpuffer mit Jogurtsauce (2 Portionen)

1 kleine Zwiebel fein hacken, 1 Möhre fein raspeln. 80 g Haferflocken mit Zwiebel und Möhrenraspel mischen, mit ⅛ l heißer Gemüsebrühe übergießen und ca. 10 Minuten quellen lassen. 2 EL Magerquark, 1 Ei und 3 EL gehackte Petersilie zur Haferflockenmasse geben, mit Kräutersalz, Pfeffer und Muskatnuss würzen. 2 TL Rapsöl in einer beschichteten Pfanne erhitzen. Pro Puffer 1 EL Masse ins heiße Fett geben und flach drücken. Auf beiden Seiten goldbraun backen.

Für die Sauce 200 g Naturjogurt (1,5 % Fett) mit 1 TL scharfem Senf und 1 EL Zitronensaft glatt rühren. Mit Salz und Pfeffer abschmecken. ½ Bund Schnittlauch in Röllchen schneiden und mit der Sauce mischen.

Dazu passt ein großer Salatteller.

Pro Portion ca. 320 kcal, 13 g Fett, 34 g Kohlenhydrate (davon 25 g anzurechnen), 5 g Ballaststoffe.

Tipp: Die Puffer schmecken auch kalt auf einem Brötchen oder mit einem Dip.

Richtig Süßen

Zucker sollte in der Diabetikerküche nur sehr sparsam eingesetzt werden. Dabei spielt es keine Rolle, ob der Zucker weiß oder braun ist, oder ob es sich um Rohrzucker handelt. Eine Prise Zucker zum Abschmecken einer Suppe oder Sauce ist natürlich kein Problem. Größere Mengen sollten jedoch vermieden werden. Auch Honig und andere alternative Süßungsmittel wie Ahornsirup, Apfel- oder Birnendicksaft sollten nur in sehr geringen Mengen verwendet werden. Zum Süßen von Quark, Jogurt oder Desserts eignen sich flüssige Süßstoffe sehr gut. Zum Backen können Sie Zucker oder notfalls Zuckeraustauschstoffe mit Süßstoffen mischen. Viele

Rezepte brauchen den Zucker als „Füllmittel". Halbieren Sie die angegebene Zuckermenge und geben Sie dazu noch ein bis zwei Teelöffel Süßstoff.

Buttermilch-Erdbeer-Kaltschale (2 Portionen)

250 g Erdbeeren waschen und Stielansätze entfernen. Erdbeeren in Stücke schneiden (einige Beeren für die Garnitur beiseite legen) und pürieren. 3/8 l Buttermilch mit 1 EL Zitronensaft, 1 Messerspitze Vanillepulver und 1 TL flüssigem Süßstoff verrühren. Erdbeerpüree mit der Buttermilch mischen, in Portionsschälchen füllen und mit den restlichen Erdbeeren garnieren.

Pro Portion ca. 108 kcal, 2 g Fett, 14 g Kohlenhydrate, 2,5 g Ballaststoffe.

Fettarm genießen

Wenn Sie selbst kochen, haben Sie es in der Hand, wie viel Fett im Essen steckt. Fettsparen ist einfacher als Sie denken, hier ein paar Tipps:

- Messen oder wiegen Sie Fett immer ab. Für eine Portion Salat reicht ein Teelöffel Öl.
- Geben Sie Öl, Margarine oder Butter erst kurz vor dem Servieren zum Gemüse. So erzeugen Sie mit wenig Fett viel Geschmack, besonders wenn Sie ein geschmackintensives Öl, wie z.B. kaltgepresstes Olivenöl, verwenden.
- Verwenden Sie Salatcreme anstelle von Mayonnaise für Kartoffelsalat, Geflügelsalat oder ähnliche Salate. Sie können Salatcreme sogar noch mit Naturjogurt strecken und es schmeckt immer noch.
- Schöpfen Sie sichtbares Fett von Suppen oder Saucen ab, wenn diese erkaltet sind.
- Entfernen Sie sichtbare Fettränder von Fleisch, Schinken und Wurst.

- Bereiten Sie Süßspeisen wie Pudding mit fettarmer Milch (1,5 % Fett) zu.
- Verwenden Sie saure Sahne (10 % Fett) anstelle von Crème fraîche (30 % Fett). Damit saure Sahne beim Erhitzen nicht gerinnt, muss sie vor dem Einrühren mit etwas Speisestärke verrührt werden.
- Verzichten Sie bei Fleisch und Fisch auf Panaden.
- Garen Sie Fisch auf einem Gemüsebett (z.B. Ratatouille) oder bereiten Sie ihn als Ragout zu.

Fisch-Gemüse-Ragout (2 Portionen)

250 g Kabeljaufilet in Würfel schneiden und mit etwas Zitronensaft beträufeln.1 rote Paprikaschote, 2–3 Tomaten, 1 kleinen Zucchino waschen und in Würfel schneiden. 1 Zwiebel und eine Knoblauchzehe fein hacken. Zwiebeln und Knoblauch in 1 EL Olivenöl andünsten, Zucchini- und Paprikawürfel zugeben und etwa 5 Minuten dünsten. 1 EL Tomatenmark unterrühren, 100 ml Gemüsebrühe angießen. Fischwürfel salzen, pfeffern und zum Gemüse geben. Tomaten ebenfalls zugeben und das Ganze bei geringer Hitze knapp 10 Minuten garen. Ragout vom Herd nehmen, 2 EL saure Sahne und 1 EL gehackte glatte Petersilie unterrühren. Mit Salz und Pfeffer abschmecken. Naturreis oder Kartoffeln dazu servieren.

Pro Portion ca. 300 kcal, 10 g Fett, 12 g Kohlenhydrate (nicht anzurechnen), 7 g Ballaststoffe.

Backen

Butter, Zucker, Sahne – alles was beim Kuchen für guten Geschmack sorgt, sollten Diabetiker nur in Maßen genießen. Doch Sie müssen nicht gänzlich darauf verzichten. Mit ein paar Tricks gelingen trotzdem feine Kuchen.

Lecker auch mit wenig Fett

Bei vielen Rezepten können Sie Butter oder Margarine durch Halbfettbutter oder Halbfettmargarine ersetzen. Da jedoch nicht alle Sorten zum Backen verwendet werden können, sollten Sie auf entsprechende Hinweise auf der Verpackung achten. Manche Sorten eignen sich nur als Brotaufstrich.

Crème fraîche oder Sahne lassen sich manchmal durch saure Sahne ersetzen. Auch Kaffeesahne mit zehn Prozent Fett eignet sich für Cremes. Sie lässt sich jedoch nicht aufschlagen. Für Quarkkuchen oder Käse-Sahne-Torte ist Magerquark am besten geeignet. Buttermilch und Jogurt machen den Teig locker und geben ihm eine angenehm säuerliche Note. Hefeteig gelingt auch mit fettarmer Milch sehr gut. Geben Sie Obstkuchen und Hefegebäck den Vorzug, beides enthält meist weniger Fett. Wenn der Kuchen mit Äpfeln, Birnen oder Beeren belegt ist, kann der Guss ruhig einfach und fettarm sein oder ganz wegfallen.

Backen mit Vollkorn

- Verwenden Sie so oft wie möglich Vollkornmehl zum Backen. Um sich langsam daran zu gewöhnen, können Sie es zunächst 1:1 mit Weißmehl mischen und dann die Weißmehlmenge nach und nach reduzieren.
- Vollkornteige brauchen mehr Flüssigkeit als Teige aus Weißmehl.
- Mürbeteig wird mit Vollkornmehl besonders knusprig. Geben Sie ½ TL Backpulver dazu, dann wird er lockerer.
- Skeptische Familienmitglieder, die Vollkorngebäck nicht so gerne mögen, lassen sich „austricksen", wenn dem Teig Nüsse oder Kakao beigegeben werden. Beides macht den Teig dunkler.
- Bei herzhaften Kuchen oder Quiches können Sie auch einen Teil des Weizenmehls durch Roggen oder Grünkernmehl ersetzen.

Schnell gekocht

Mit etwas Planung und guter Vorbereitung steht im Nu ein Essen auf dem Tisch. Natürlich ist das dann kein Drei-Gänge-Menü, aber eine schmackhafte Mahlzeit allemal. Wenn nur für eine oder zwei Personen gekocht wird, sind Ein-Pfannen- und Ein-Topf-Gerichte ideal. Das spart dann zusätzlich Geschirr. Garen Sie Gemüse in wenig Wasser in einem breiten gut schließenden Topf. So sparen Sie Zeit und bewahren die Nährstoffe.

Kochen Sie auf Vorrat. Bei Salatsaucen kann meist die doppelte oder dreifache Menge zubereitet werden. Der Rest hält sich gut ein paar Tage im Kühlschrank. Auch bei Nudeln, Reis oder Kartoffeln kann man gleich eine größere Menge kochen und hat für den nächsten Tag schon die Grundlage für ein feines Essen. Suppen, Eintöpfe, Pastasaucen, Gemüsequiche oder Gulasch – viele Gerichte lassen sich ausgezeichnet eingefrieren. Kochen Sie die doppelte Menge und bestücken Sie damit Ihren Gefrierschrank. Dann haben Sie immer einen Vorrat an Lieblingsgerichten.

Vitamine fix und fertig

Viele Gemüsesorten gibt es geputzt und gewaschen fertig aus der Tiefkühltruhe. Bevorzugen Sie Gemüse natur ohne Gewürze und Sauce. Fertiggericht-Köche sind nämlich manchmal recht großzügig mit Fett. Peppen Sie das Gemüse mit frischen Kräutern auf.

Auch fertig geputzte Salate werden im Handel angeboten. Achten Sie beim Einkauf unbedingt auf die Frische. Werden diese Salate nicht optimal gelagert, dann kommt es zu deutlichen Vitaminverlusten. Außerdem können die Salate dann auch mit Keimen belastet sein. Das Salatdressing gibt es ebenfalls fertig zubereitet und in großer Auswahl. Achten Sie beim Kauf auf den Fett- und Kaloriengehalt. Es gibt große

Unterschiede bei der Zusammensetzung der Dressings. Wenn Sie genau wissen möchten, was drin ist, bereiten Sie das Dressing lieber selbst zu.

Fenchelrohkost mit Orangen (2 Portionen)

2 EL Naturjogurt (3,5 % Fett), 1 TL Olivenöl, 1 EL Zitronensaft, Salz, Pfeffer und einige Tropfen flüssigen Süßstoff zum Dressing verrühren. 1 Fenchelknolle waschen und in feine Streifen schneiden oder hobeln (Gurkenhobel). Etwas Fenchelgrün fein hacken. 1 kleine Orange schälen und in Stücke schneiden. Saft auffangen und zum Dressing geben. Fenchel und Orangenstücke mit dem Dressing mischen, gehacktes Fenchelgrün über die Rohkost streuen.

Pro Portion ca. 118 kcal, 5 g Fett, 14 g Kohlenhydrate (davon 11 anzurechnen), 7 g Ballaststoffe.

Fertigprodukte

Wenn es ganz schnell gehen muss, darf es auch mal ein Fertiggericht sein. In puncto Nährstoffe schneiden Fertiggerichte aus der Tiefkühltruhe am besten ab. Durch schnelles Einfrieren bleiben die meisten Vitamine gut erhalten. Dosen- und Tütengerichte sind hier nicht so gut. Studieren Sie die Zutatenliste ganz genau und achten Sie auf die Nährwertinformationen. Vor allem Kalorien- und Fettgehalt sollten vor dem Kauf geprüft werden.

Bei Nudelsaucen sollten Sie zu Tomaten- oder anderen Gemüsesaucen greifen. Diese enthalten meist weniger Fett. Weiße Saucen sind manchmal richtige Kalorienbomben. Auch bei Feinkostsalaten (wie z.B. Geflügelsalat, Heringsalat, Rindfleischsalat) sollten Sie die Nährwertinformationen beachten. Der Fettgehalt solcher Salate kann beträchtlich sein. „Creme"-Produkte, seien es Suppen, Saucen oder was auch immer, sind meist durch Sahne, Crème fraîche oder andere fettreiche Produkte cremig geworden.

Anhang

Adressen und Internetseiten, die weiterhelfen

Deutscher Diabetiker Bund e.V.
Bundesgeschäftsstelle
Goethestraße 27
34119 Kassel
Tel. 05 61/70 34 77-0, Fax 05 61/70 34 77-1
E-mail: info@diabetikerbund.de, www.diabetikerbund.de

Betroffene können Mitglied werden und erhalten Informationen über Therapie- und Forschungstrends, Veranstaltungen, Selbsthilfegruppen und vieles mehr.

Insuliner (Selbsthilfegruppen insulinpflichtiger Diabetiker)
Kontakt über:

Anneliese Kuhn-Prinz
(Herausgeber „Insuliner", Insuliner-Verlag)
Narzissenweg 17
67548 Kirchen-Freusburg
Tel. 0 27 41/93 00 40, Fax 0 27 41/93 00 41
E-mail: verlag@insuliner.de, www.insuliner.de

Der „Insuliner" ist eine Zeitschrift zum Thema Typ-1-Diabetes. Sie informiert über Gesundheitspolitik und alles was diese Krankheit betrifft. Über die Zeitschrift wird Betroffenen der Erfahrungsaustausch ermöglicht.

Deutsche Diabetes-Gesellschaft
Sitz: Berufsgenossenschaftliche Kliniken Bergmannheil
Bürkle-de-la-Camp Platz 1
44789 Bochum
Tel. 02 34/93 09 56, Fax 02 34/93 09 57
E-mail: info@ddg.info, www.ddg.info